IS Informations-Systeme

Herausgegeben von S. Dworatschek

Computer in der Medizin

von

Dimitris N. Chorafas

Mit 15 Abbildungen und 4 Tabellen

W DE G

Walter de Gruyter · Berlin · New York 1973

Aus dem Englischen übersetzt und bearbeitet:
Peter Hahn und Michael J. A. Hoffmann

 – Satz und Druck: Saladruck, Berlin. – Printed in Germany.

ISBN 3 11 004031 X

Vorwort

Der Computer – seit Jahren in der betrieblichen Datenverarbeitung eingesetzt – wird in zunehmendem Maße auch als Instrument nichtbetrieblicher Informationssysteme verwendet.
Zu diesen Anwendungsgebieten zählt seit einigen Jahren vor allem auch der Bereich „Medizin". Erste Erfahrungen beim Computer-Einsatz für Verwaltungsarbeiten in Krankenhäusern, für Betriebsführung und Organisation der ärztlichen Versorgung, für stationäre Patientenüberwachung und für wissenschaftliche, statistische Auswertung von Krankengeschichten liegen bereits vor. In der letzten Zeit werden verstärkte Anstrengungen unternommen, den Computer weiterhin auch als ärztliche Diagnosehilfe und zur Erarbeitung von Therapievorschlägen einzusetzen.
Der Computer soll nicht den Arzt ersetzen, sondern dem Arzt Hilfestellung leisten, damit dieser Zeit für die Herstellung eines Vertrauensverhältnisses zum Patienten findet. Computer-Euphorie ist in gleicher Weise zu vermeiden wie unbegründete Ablehnung. Nüchterne Forschungsarbeiten, pragmatisches Vorgehen, und vor allem breite Kommunikation zwischen den Datenverarbeitungsspezialisten und den Ärzten werden erforderlich.
Dieses Buch zeigt diese herausfordernde Aufgabe und gibt Informationen über Möglichkeiten und Probleme der Datenverarbeitung in der Medizin. Der Autor ist ein international anerkannter Fachmann der Datenverarbeitung und kennt die Ergebnisse und laufenden Entwicklungsprojekte der Computer-Anwendung in der Medizin.

Weil der Stadt, September 1972 — Der Herausgeber

Inhalt

1. Grundbegriffe der elektronischen Datenverarbeitung

Die medizinischen Fähigkeiten in der Prognose, Diagnose und Behandlung können im gleichen Maße zunehmen wie die sich immer weiter entwickelnden elektronischen Datenverarbeitungssysteme *(EDV-Systeme)*. Wie auf vielen anderen wissenschaftlichen Gebieten vergrößert der Computer auch in der Medizin die bisherigen Möglichkeiten.

Der Einsatz von Computern verlangt einen höheren Grad an Präzision bei der Einsatzplanung als die bisherigen Hilfsmittel. Zum besseren Verständnis soll zunächst der Computer und seine Arbeitsweise allgemein beschrieben werden, ohne auf seine Entwicklungsstufen einzugehen. Der an technischen Einzelheiten von Rechenanlagen und deren Programmierung interessierte Leser findet eine reichhaltige Auswahl entsprechender Fachliteratur*.

1.1. Einleitung

Es hat den Anschein, als würden in nächster Zeit die Fortschritte im Gesundheitswesen geringer, da einerseits die zur Verfügung stehenden Mittel geringer und andererseits die Anforderungen größer werden. Die Herausforderung der sich daraus ergebenden Aufgabe liegt in der Methodik und den Arbeitsmitteln, die man zur Lösung dieser Problematik benötigt. Dabei geht es besonders in der Medizin darum, Irrtümer zu vermeiden und Vermutungen durch Wissen zu ersetzen oder zumindest die Wahrscheinlichkeit der Vermutung abzuschätzen.

Die im folgenden angestellte Systembetrachtung *(systems approach)* zu den medizinischen Erfordernissen ist mehr als nur eine Anhäufung von Techniken: sie ist eine Denkweise. Mit dem Eintritt der Medizin in das Zeitalter der elektronischen Datenverarbeitungsanlagen nimmt die analytische, systemorientierte Betrachtungsweise die Rolle eines bedeutenden medizinischen Werkzeuges ein. Wie wichtig diese neue Betrachtungsweise sein kann, läßt sich leicht an einigen wesentlichen Beispielen ersehen:

- Entwurf von Trainingsprogrammen, die für die Weiterbildung der Ärzte sorgen, damit sie den Erfordernissen der sich schnell entwickelnden Technologie gerecht werden können
- Aufbau einer systematischen, tiefgreifenden Methodik
- Betonung des Experiments in der medizinischen Praxis
- Entwicklung von Methoden, die Risiken minimieren

* Vgl. Literaturhinweis im Anhang.

- Bereitstellung von Mitteln und Wegen, Verfahren zu optimieren
- Förderung der Leistungsfähigkeit in der medizinischen Verwaltung einschließlich der Finanz- und Sachmittelplanung

Kurz gesagt, zielt die Systembetrachtung darauf, eine wachsende Effektivität in der Medizin zu erreichen. Ein äußerst kritischer Punkt ist die Denkart, die damit verbunden ist.

Während die Probleme der Krankenhäuser hier nicht behandelt werden, verschmelzen die Probleme der Medizin und des Krankenhauses offensichtlich miteinander, so daß bei der Erwähnung des einen das andere notgedrungen mitbehandelt wird.

Wirksame Lösungen der Probleme, die durch die fortgeschrittene Technologie aufgeworfen werden, erfordern eine grundlegende Kenntnis von den Eigenarten des Anwenders, seinen Informationsbedürfnissen, seinen Fähigkeiten und seinen Beschränkungen.

Das Kriterium für die Auswahl der Art, wie man die Dinge angeht, sollte folgende Frage sein:

»Wie kann man ein Optimum an Information bei einem Minimum an Kosten erhalten?« Dies ist die entscheidende Frage, die ohne eingehende Analysen nicht zu beantworten ist. Viele Dinge müssen bei der Auswahl berücksichtigt werden. Läßt man die Kriterien der Informationsverarbeitung beiseite, dann setzt die Auswahl der Ein- und Ausgabegeräte und ihre Konfiguration zur Lösung der Probleme eine klare Entscheidung voraus. Konstruktionsfaktoren müssen geprüft werden in bezug auf das Reaktionsverhalten der Geräte und auf die Anforderungen der Aufzeichnungsgeräte an die Eingabedaten.

Eine Auswahl kann nicht allein auf der Grundlage eines Kostenvergleichs getroffen werden. Bei der Wahl eines Blattschreibers z. B. ist ein Gerät, das mit Tinte auf Papier schreibt, am billigsten, aber auch recht unzuverlässig. Um schnellere Schreibgeschwindigkeiten zu erreichen, sind hochwertigere, teure Aufzeichnungsmethoden erforderlich.

In vielen Fällen könnte das Geld, das für Hochleistungsschreiber und ähnliche Geräte, die oft nur zu einem geringen Maße ausgenutzt werden, ausgegeben wird, eher dafür verwendet werden, eine Ausrüstung zu beschaffen, die stärker die Dringlichkeit der Informationsbedürfnisse berücksichtigt. Ähnliches kann über die Notwendigkeit gesagt werden, mehr Systemspezialisten einzustellen: Mathematiker und Ingenieure, die den Mediziner beim Experimentieren und bei der Simulation sowie ganz allgemein bei der Benutzung von Computersystemen unterstützen.

Man sieht den Computer erst dann richtig, wenn man ihn als ein treibendes Rad auf dem Weg zu größerer Leistungsfähigkeit betrachtet, nicht als ›Mätzchen‹. Die vorliegende Studie ist von diesem Standpunkt aus geschrieben. Die hier vertretene Meinung ist mehr als nur eine persönliche Überzeugung. Sie stellt beispielhaft die grundlegenden Gedanken einer großen Mehrheit medizinischer Spezialisten und Systemanalytiker dar.

1.2. Aufbau und Funktion der Datenverarbeitungsanlage

Die bestehenden elektronischen Rechenanlagen können in digitale Rechner, die mit diskreten Einzelgrößen *(Zahlen)* arbeiten, und in Analogrechner eingeteilt werden. Letztere operieren mit stetigen physikalischen Variablen.
Innerhalb der Analogrechner unterscheidet man nach dem Prinzip der *direkten* oder der *indirekten* Analogie. Rechner, die nach dem Prinzip der direkten Analogie arbeiten, sind dadurch charakterisiert, daß die Variablen und die Parameter des Problems direkt durch die Variablen in der Maschine dargestellt werden.
Zu den elektrischen direkten Analogrechnern gehören der Netzwerk-Analysator und die Äquivalenzschaltkreise. Ein Beispiel für den indirekten mechanischen Analogrechner ist der Rechenschieber, auf dem die Längen den Zahlenwerten analog sind.
Die elektrischen und elektronischen Analogrechner sind die häufigsten Vertreter des indirekten Typs. Hierbei finden Verstärker mit hohem Verstärkungsgrad Verwendung, die, in entsprechende Rückkopplungsschaltungen eingesetzt, die logischen Operationen ausführen.
Mechanische Analogrechner aufzubauen, ist sehr zeitaufwendig. Gewöhnlich liefern diese Rechner auch nur eine ›einmalige‹ Berechnung. Elektrische Analogrechner sind flexibler als die mechanischen, aber ihre Einsatzbreite ist geringer als die der Digitalrechner. Außerdem steigen die Kosten für analoge Datenverarbeitung exponentiell mit der Größe des Problems bzw. dem Grad der geforderten Genauigkeit.
Im Gegensatz zu den Analogrechnern gründet sich die Philosophie der digitalen Datenverarbeitung auf das Zählen von diskreten Einzelgrößen, wie sie Zahlen darstellen. Ein Digitalrechner ist viel genauer und flexibler als ein analog arbeitender Rechner. Der Grundtyp eines digitalen Computers besteht aus vier Hauptteilen (Abb. 1):

- Ein/Ausgabe
- Speicher
- Arithmetik und Logik
- Steuerung

Maschinenintern bestehen diese Grundkomponenten eines Computers aus einzelnen technischen Bauteilen *(Hardware)*. Dennoch liegt diese Unterscheidung mehr im funktionellen als im physikalisch-technischen Bereich.
Es ist wesentlich, wie die Einteilung der einzelnen Komponenten und Funktionen erfolgt. Oft kann der gleiche Bestandteil einer Rechenanlage zu verschiedenen Zeiten unterschiedliche Funktionen ausüben. Zum Beispiel kann ein Magnetband sowohl als Ein/Ausgabemedium wie auch zum Speichern benutzt werden. Ebenso dient ein bestimmter Teil im Innern des Rechners gleichermaßen als Wechselpuffer *(exchange register)* wie für arithmetische Operationen.

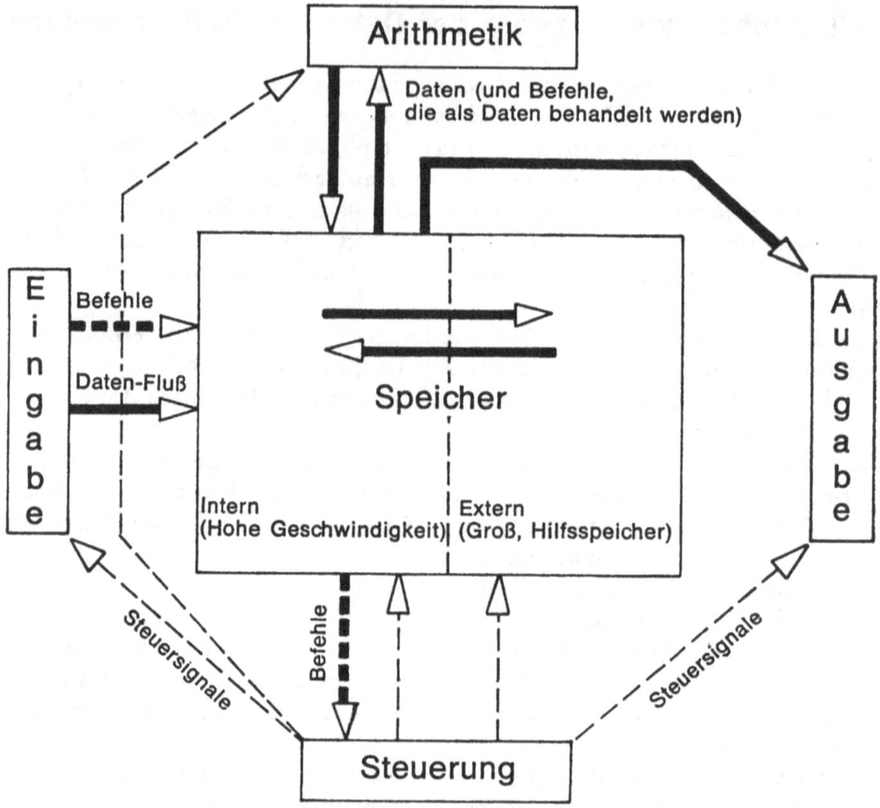

Abb. 1 Schematischer Aufbau einer Datenverarbeitungsanlage

Um die Funktionen des zentralen Systems zu verbessern, lassen sich weitere Einheiten an das zentrale System anschließen. Sind derartige periphere Einheiten nicht direkt angeschlossen, so spricht man von einer *Off-line-Verbindung*. Besteht ein direkter Anschluß an das zentrale System, so hat man eine *On-line-Verbindung*.

Im folgenden seien die vier Hauptkomponenten kurz definiert:

1. Ein/Ausgabe
Die Ein/Ausgabeeinheiten ermöglichen die Übertragung von Daten und Befehlen zum zentralen Verarbeitungssystem und wieder zurück, wie später noch näher beschrieben wird. Sie empfangen Daten und Befehle von außen *(Umwelt)* und geben die verarbeiteten Daten in geeigneter Form wieder aus.

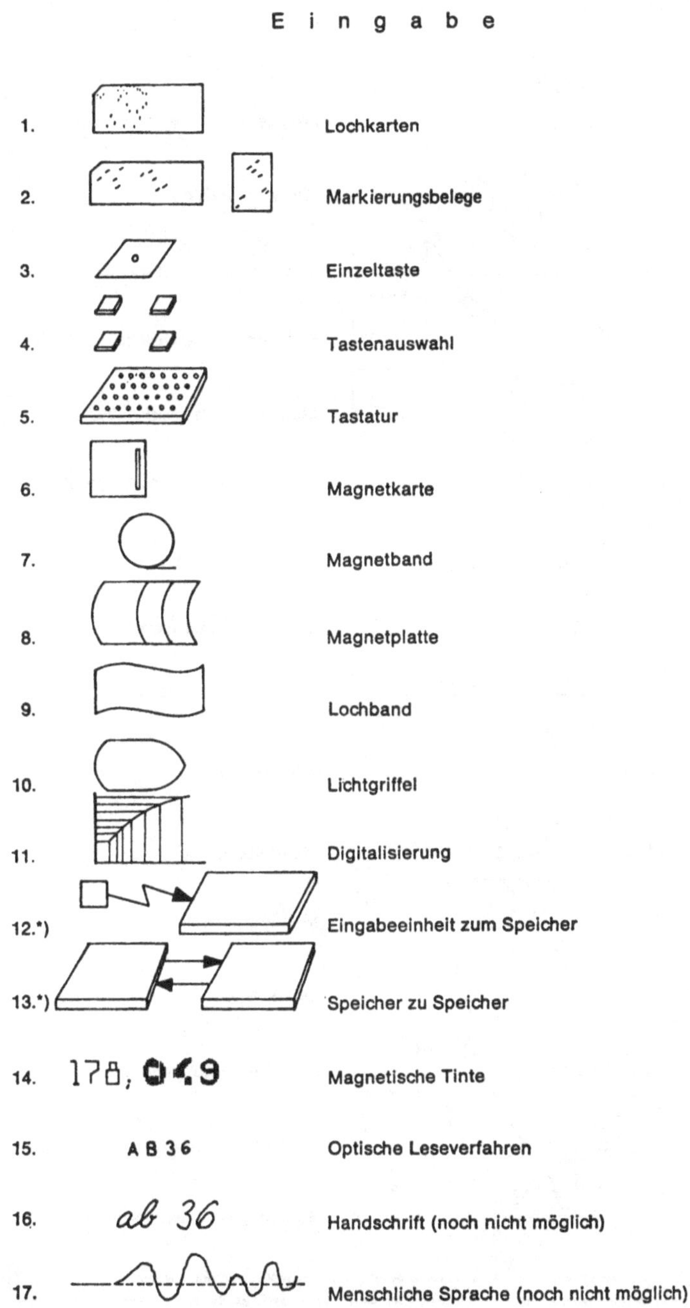

*) 12 ud 13 brauchen als Verbindung einen Daten-Träger (Radio, Telefon, Telegraf)

Abb. 2 Eingabemedien

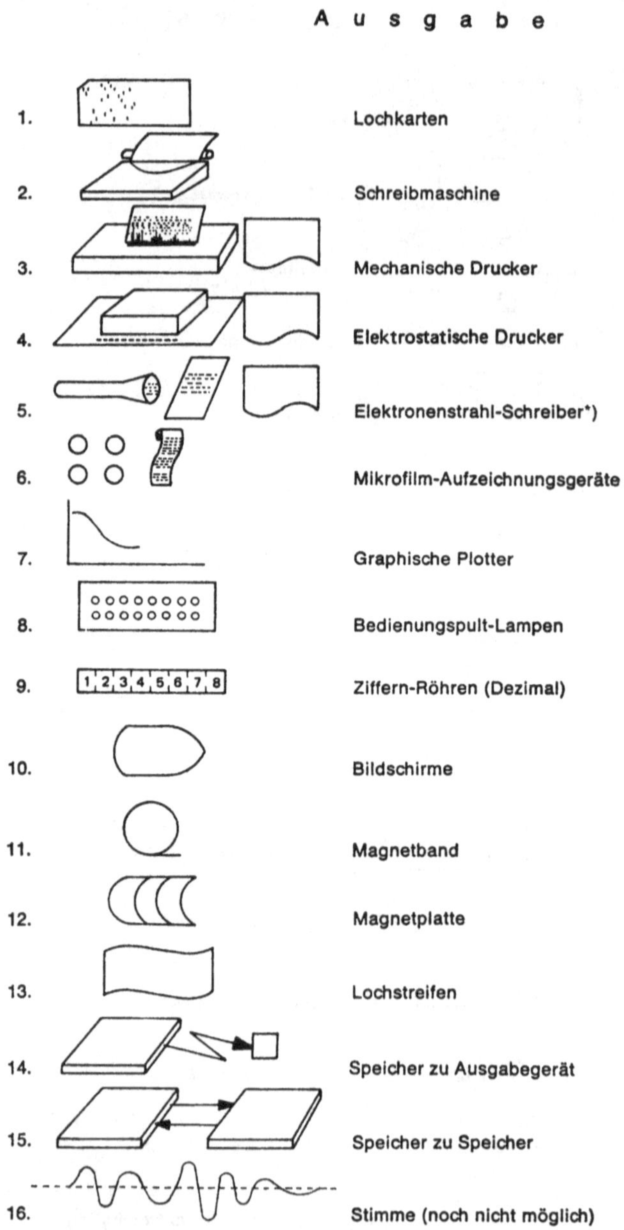

*) Der Unterschied ist nicht nur physikalischer Art. Ein Elektronenstrahl-Schreiber erreicht Druckgeschwindigkeiten von 20.000 Zeilen pro Minute gegenüber 2.000 Zeilen pro Minute bei den besten mechanischen Druckern.

Abb. 3 Ausgabemedien

Da es Aufgabe der Ein/Ausgabemedien ist, die Kommunikation zwischen Umwelt und Computer zu ermöglichen, müssen diese Geräte bestimmten Anforderungen genügen.

Es können
a) *periphere Einheiten* sein, die *on-line* in unmittelbarer Nähe mit dem Rechner verbunden sind, oder
b) *Terminals** sein, die weiter vom zentralen Computer entfernt sind und über die man zum zentralen System Zugriff hat.

Die Medizin stellt besondere Anforderungen an die Ein- und Ausgabe von Daten, gerade hinsichtlich hoher Geschwindigkeit und Zuverlässigkeit unter Beachtung von Kosten und Leistung. Jedoch ist zu bedenken, daß die derzeitige Computerentwicklung bezüglich hoher Geschwindigkeiten *(processing units)* weiter gediehen ist als in der Entwicklung peripherer Geräte, die für die *Mensch-Maschine-Kommunikation* gedacht sind.
Periphere Einheiten sind hauptsächlich Ein/Ausgabegeräte oder Speichereinrichtungen. Die verschiedenen Hersteller von EDV-Anlagen verwenden teils unterschiedliche Datenträger und Ein/Ausgabemedien. Am gebräuchlichsten für die Eingabe sind Lochkarten, Magnetbänder, Lochstreifen und Tastaturen (Abb. 2 und 3).
Ausgabeeinheiten arbeiten mit beschriebenem Papier *(hard copy)*, dem gedruckten Bericht. Datenträger der Eingabe wie Lochkarte, Lochstreifen und Magnetband lassen sich ebenfalls für Ausgabezwecke benutzen. Abb. 4 zeigt verschiedene Codes für Lochkarte und Magnetband.
Lochkarten laufen durch einen Kartenleser, der die Löcher über elektrische Photozellen abtastet und dem Rechner entsprechende Stromimpulse übermittelt. Die decodierten Daten aus den Karten verarbeitet dann der Rechner, übermittelt sie einem oder mehreren Speichern oder gibt sie wieder aus.

2. *Speicher*
Die Speichermedien haben die Aufgabe, Befehle oder alphanumerische Daten aufzubewahren. Bei Speichern unterscheidet man zwischen den verschiedenen Zugriffszeiten und Zugriffsarten. (Unter Zugriffszeit versteht man die Zeit, die verstreicht, bis man an eine bestimmte gespeicherte Information im Speicher gelangt.)
Die bei Computern gebräuchlichen Speichereinrichtungen sind im wesentlichen binärer Art, wobei eine gewisse Anzahl von Bits (*bi*nary digi*t* – Binärziffer) entweder als Wort oder als Zeichen zusammengefaßt ist. Speicher lassen sich nach ihrer Art, ihrer Größe und ihrer Zugriffszeit klassifizieren.

* Unter 5.2.4. werden Terminals behandelt, die besonders den medizinischen Anforderungen gerecht werden.

a) Karten-Codes

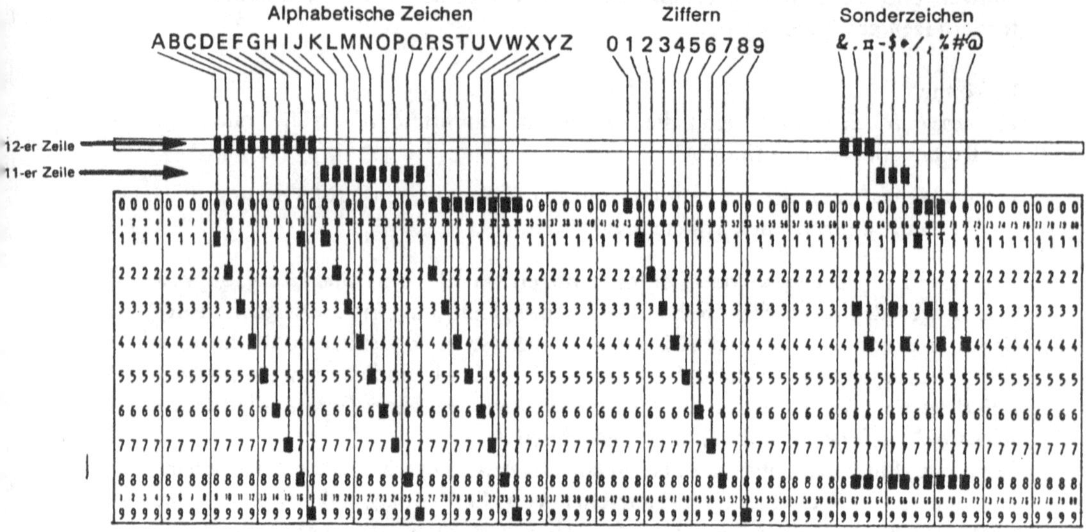

b) Magnetband-Codes

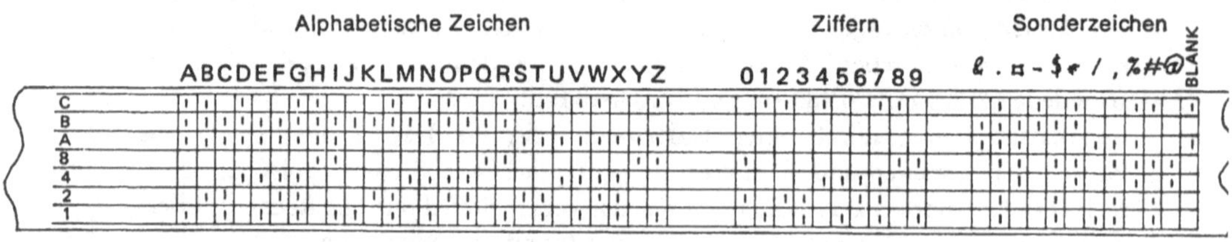

Abb. 4 Codes für Lochkarte und Magnetband

Ein Rechnerspeicher setzt sich im allgemeinen aus einem oder mehreren der folgenden Speicherarten zusammen:

- Magnetkerne
- Dünnfilm
- Magnetband
- Magnetplatten
- Magnetkarten
- Magnettrommel

Magnetband, -platten, -karten und Magnettrommel werden meist für externe Hilfsspeicher benutzt. Schnelle Speicher bestehen aus Magnetkernen oder neuerdings auch aus monolithischen Schaltkreisen.

Vom Aufbau her kann man sich anschaulich unter jedem beliebigen Speicher eine Reihe von Schubfächern vorstellen, von denen jedes ein Bit einer Information speichern kann. Mehrere Bits zusammengefaßt bilden ein ›Wort‹ und haben damit eine gemeinsame Adresse. Um auf ein bestimmtes Zeichen oder Wort zugreifen zu können, muß die Adresse seines Speicherplatzes im Programm angegeben werden. Bei einem *»Random«-Zugriffsspeicher* (z. B. Magnetkerne, Magnetplatte) ist die Zugriffszeit im wesentlichen unabhängig von der Stelle, an der sich das Wort befindet. Anders ist es bei seriellen Speichern (z. B. Magnetband). Die Zeit für Wegspeichern und Wiederherbeiholen einer Information ist gewöhnlich gleich und nur von der Art des Speichers abhängig.

Mittelpunkt eines EDV-Systems ist der Zentral- oder Hauptspeicher. Zu ihm werden Daten und Befehle gebracht, wenn Arithmetik und Steuereinheit diese benutzen wollen. Er selbst speichert auch die Zwischenergebnisse. Aus all diesen Gründen ist es sinnvoll, daß dieser Speicher die kleinste Zugriffszeit aller Speicher des Systems hat. Dennoch ist es nicht wirtschaftlich, für ein Rechnersystem Speicher dieser Art in großen Mengen zur Verfügung zu stellen, da diese schnellen Random-Zugriffsspeicher recht teuer sind. Daher ist es üblich, zusätzlich langsamere Speicher zur Verfügung zu haben. Diese Hilfsspeicher sind dann meist als externe Speicher ausgebildet.

Sowohl die internen als auch die externen Speicher können Daten speichern, jedoch ist die Zugriffsart unterschiedlich. Jedes im internen Speicher aufbewahrte Wort erhält eine Adresse, auf die man sich beziehen kann. Bei externer Speicherung stellen die Speicherplätze für verschiedene Programme und Daten nicht einzelne Wörter, sondern gewöhnlich ganze Blöcke dar. Man erleichtert damit das Auffinden und besonders den Transport der Daten zum internen Speicher. Es gibt verschiedene Arten von Speicherorganisationen. Einige von ihnen, die keine Adressen in der oben angedeuteten Weise verwenden, sondern sich auf die Daten vermittels Teilen ihrer Inhalte beziehen, nennt man *assoziative Speicher* oder inhaltsadressierte Speicher. Andere Organisationsformen ermöglichen Verweise auf Daten innerhalb einer hierarchischen Struktur. Für die Kommunikation zwischen Außenwelt und den Informationsspeichern sorgt das *filing system*. Es besteht aus den Komponenten: Eingabe, Speicher, Ausgabe und kann selbst keine Daten verändern.

3. *Arithmetik und Logik*

Die eigentliche Verarbeitung geschieht in der arithmetischen Einheit. Der Rechner könnte die Daten nicht automatisch handhaben ohne ein schnelles und zuverlässiges Hilfsmittel, das die Daten vor und nach der Verarbeitung behält. Ferner benötigt der Computer eine Steuereinheit, die für die richtige Reihenfolge der Rechenoperationen sorgt, diese entschlüsselt und sicherstellt, daß bei der Verarbeitung die richtige Reihenfolge eingehalten wird. Die Operationen der arithmetischen Einheit sind unkompliziert und lassen sich leicht manuell nachvollziehen. Man darf jedoch nicht annehmen, die arithmetische Einheit könne nur Rechenaufgaben lösen. Die möglichen Verarbeitungsaufgaben bestehen im Sortieren und Aggregieren von Daten, in Textschreibung und numerischen Problemen. Somit sind Verarbeitungsaufgaben aus der Medizin für einen Computer genauso geeignet wie Probleme der Physik oder Elektrotechnik.

In der arithmetischen Einheit des Rechners übernehmen sog. *integrierte Schaltkreise* viele differenzierte Funktionen. Eine so eingebaute Methodologie ist zwar notwendig, aber nicht ausreichend. Die vom Rechner ausgeführten Operationen müssen in einer bestimmten Reihenfolge durchgeführt werden.

Der Schlüssel hierzu ist das Computerprogramm. Die Befehle des Programms werden von der Steuereinheit interpretiert, die auch ihre Ausführung und den zeitlichen Ablauf überwacht.

4. Steuereinheit

Ganz allgemein besteht die Aufgabe der Steuereinheit darin, dafür zu sorgen, daß das Richtige zur rechten Zeit geschieht. Sie ist mit jedem Teil des Rechners verbunden, die sie alle durch Signale koordiniert. Sie meldet dem zentralen System, wo es die nächste Instruktion findet, und sie interpretiert die Befehle in der richtigen Reihenfolge.

Die Funktion der Steuereinheit beruht auf der Befehlsstruktur der Maschine. Diese Struktur kann sehr einfach sein. Tab. 1 zeigt eine vierteilige Klassifikation, die sich nach dem Verarbeitungsprozeß der einzelnen Komponenten richtet. Man kann dabei in vier Kategorien einteilen:

1. Ein/Ausgabe
2. Arithmetik und Logik
3. Steuerung und interne Ein/Ausgabe
4. Entscheidung

Ein/Ausgabe	**Arithmetik**	**Steuerung**	**Entscheidung**
Lesen Schreiben	Addieren Subtrahieren Multiplizieren Akkumulator löschen und addieren	keine Operation Wegspeichern Verschieben Löschen und Akkumulator zurücksetzen	unbedingter Sprung Verzweigen, wenn negativ nach einem Index verzweigen

Tab. 1 Klassifikation der Basisoperationen eines Computers

Im Maschinenaufbau äußert sich diese Einteilung in einem entsprechenden Hardwareaufbau. Die Verbindung zwischen den Einzelelementen schafft der Begriff *Folge*. Die Folge beruht auf der Voraussetzung, daß – sofern nichts

anderes angegeben – während der Ausführung der Befehle stets ein nächster folgt. Der Prozeß kann bei jeder beliebigen Instruktion aufhören, ihren Inhalt prüfen und kann eine Anzahl von Befehlen oder Schritten überspringen, wenn bestimmte Bedingungen erfüllt sind.
Folglich muß ein Satz von Instruktionen, d. h. ein Programm für einen Rechner aus einer vollständigen und widerspruchsfreien Folge von Befehlen bestehen. Die Ausführung des Datenverarbeitungsprozesses erfordert, daß sich ein Befehl auf den anderen bezieht, was man durch bestimmte Vorschriften erreichen kann, und daß Mittel bereitgestellt werden, die diese Vorschriften befolgen. Dieser so beschriebene Prozeß muß für alle möglichen Werte der Eingabedaten gelten.

1.3. Programm und Programmierung

Programm für einen Computer läßt sich definieren als Ausführungsplan und Sprache, als Mittel der Verständigung, wie zum Beispiel Gesten, Zeichen usw. Daraus läßt sich herleiten, daß eine Programmiersprache ein Mittel ist, um einer Datenverarbeitungsanlage einen Ausführungsplan verständlich zu machen, nach dem der Ablauf der durchzuführenden Rechenoperationen geplant ist und gesteuert werden soll.
Man nennt daher einen Satz von Instruktionen, der die Datenverarbeitungsanlage in ihren verschiedenen Operationen lenkt, ein *Datenverarbeitungsprogramm*. Dabei interpretiert die Steuereinheit die betreffenden Instruktionen. Die *Interpretation* bezieht sich auf die Art und die Reihenfolge der Operationen, die der Computer ausführen soll. Implizit ist somit erklärt, daß Befehle an denselben Speicherstellen gespeichert werden können wie die Verarbeitungsdaten, sofern man beide auseinanderhält.
Zusammenfassend läßt sich sagen, daß Programmieren geordnete Anordnung von Ausführungsbefehlen (Instruktionen) bedeutet, die den Computer dazu veranlassen, die gewünschten Verarbeitungsoperationen durchzuführen. Brauchbare Programmierung erfordert daher die folgenden Arbeitsschritte:

1. Konzeption und Formulierung des Problems
2. Systemanalyse
3. Aufstellung eines Ablaufdiagramms, um den Ablauf des zu lösenden Problems sichtbar zu machen
4. Übersetzung jedes Blocks aus dem Ablaufdiagramm in bestimmte Instruktionen. Dies nennt man *Codieren.*

Erst nachdem das Programm codiert, geprüft und in die Maschine eingegeben ist, kann sich der Computer bei seinen Operationen darauf beziehen. Häufig benutzte Programme können in Form von Unterprogrammen erstellt werden, die in sog. *Bibliotheken* gespeichert sind und sich nach Aufruf jederzeit wiederverwenden lassen. Wenn erforderlich, können sie dann allein oder auch als Teile größerer Programme wieder benutzt werden.

Die Prinzipien und Verfahrensweisen in der Computerprogrammierung gelten ebenso für medizinische Probleme wie auch für wissenschaftliche oder technische Aufgaben oder für die Datenverarbeitung in der Wirtschaft. Sie sind auch nicht an bestimmte Maschinen gebunden, sondern gehören ganz allgemein zu der zur Verfügung stehenden Programmausrüstung.

Zu Beginn der fünfziger Jahre mußte man stets die Hilfe eines gelernten Programmierers in Anspruch nehmen, wenn man ein Problem auf einer Rechenanlage lösen wollte. Der Programmierer besaß die erforderlichen Kenntnisse hinsichtlich der Adreßplätze im Speicher und der Befehlscodierung, um das Problem exakt lösen zu können. Ungefähr zur gleichen Zeit begann die Entwicklung von vorgefertigten Programmen und Unterprogrammen, um mit deren Hilfe dem Benutzer den Umgang mit dem Computer zu erleichtern. Ein Unterprogramm besteht aus einer Reihe von Befehlen, die unter standardisierten Vereinbarungen geschrieben wurde, damit andere Benutzer später dieses Unterprogrammpaket in ihr eigenes Programm einbauen können.

Der nächste Schritt in der Entwicklung der Programmierung war die Erkenntnis, daß ja eigentlich derjenige, der das Problem lösen will, am besten weiß, was getan werden muß, und nicht der Programmierer. Wenn man den Computer auf diese Ebene bringt, dann kann der Benutzer ohne Hilfe eines Programmierers seine Aufgaben lösen. Das hört sich zwar logisch an, aber wenn man das Problem der Aufgabe nicht auf relativ einfache Weise – ohne sich in Details zu verlieren – erledigen kann, wird man die Sache schnell hinwerfen. Diese Überlegungen waren der Anlaß zur Entwicklung höherer Programmiersprachen, die die Fähigkeiten der Computerhardware vervollständigten, um die bislang gegebenen Beschränkungen in der Programmierung zu vermindern.

Programmiererleichterungen sind der eigentliche Grund, warum höhere Programmierebenen zunehmend an Bedeutung gewinnen. Deshalb schenken die Hersteller von Computern der Entwicklung von Programmiersprachen für ihre Datenverarbeitungssysteme besondere Aufmerksamkeit. Bei höheren Sprachebenen werden Unterprogramme von *Makro-Operationen* verwendet. Eine Makro-Operation ist eine auf einer höheren Sprachebene liegende Anweisung eines Quellenprogramms. Makro-Operationen müssen für ein anderes Maschinenprogramm, das zwischen der Hardware des Computers und dem Programmierer vermittelt, verständlich sein. Dies wird mit Hilfe der *Assembler* und *Compiler* (zusammengefaßt auch als Übersetzer oder *Processor* bezeichnet) und durch die *Interpreter* erreicht. Der Unterschied zwischen Processor und Interpreter ist folgender:

a) der erste übersetzt die höhere Programmiersprache in die Maschinensprache. Wenn dies erledigt ist, wird er vom Computer nicht mehr benötigt.

b) der letztere bleibt während der gesamten Ausführungszeit des Programms in der Maschine und interpretiert dem Computer Zeichen für Zeichen das geschriebene Programm mit Hilfe der auf der Maschinenebene befindlichen Befehle.

Jedes Programm einer höheren Sprachebene erzeugt eine unterschiedliche Anzahl von Befehlen in Maschinensprache. Daher unterscheidet man zwischen den *Quellenprogrammen*, die in einer höheren Ebene geschrieben und dem zu programmierenden Problem inhaltlich angenähert sind, und den *Objektprogrammen*, die in der Maschinensprache geschrieben sind.

Ein geschriebenes Programm muß auf Fehler überprüft werden. Diese Suche von Programmfehlern wird als *Testen* bezeichnet. Allgemein kann festgestellt werden, daß alle Programme, wie einfach oder komplex sie auch sein mögen, Fehler enthalten können, wenn sie das erste Mal auf einer Rechenanlage laufen. Beim Testen prüft man die richtige Reihenfolge der Programmanweisungen. Man zerlegt u. a. ein längeres Programm in mehrere Teile, die man einzeln prüft. Jeder Programmierer verwendet gewöhnlich eigene Testmethoden. Diese hängen von der Ausbildung und Erfahrung des Programmierers und von der Art des Problems, das zu lösen ist, ab. Sie stehen außerdem in Beziehung zu den jeweiligen Testmethoden des Rechenzentrums und der Leistungsfähigkeit und Konfiguration der datenverarbeitenden Maschine. Das zu programmierende Problem hat einen wesentlichen Einfluß auf die Art der Fehler, denen sich der Programmierer gegenübersieht. Im allgemeinen ist ein größeres Programm nur dann schwierig und langwierig zu testen, wenn man es rein gedanklich überprüft *(Tischmethode)*. Um Fehler schneller zu finden, kann ein interpretierendes Programm benutzt werden, das die einzelnen Schritte und Plätze auf dem Drucker des Computers ausdruckt. Ein solches interpretierendes Programm steht für die meisten Rechenanlagen zur Verfügung. Sind die Fehler beseitigt, so ist das Computerprogramm zur Verarbeitung bereit. Das Programmieren, das Übersetzen *(Codieren)* und das Testen gehören zum Vorgang des Erstellens eines Programms. Die tatsächliche Verarbeitung des Programms durch den Rechner wird *Lauf* genannt.

Computer sind Hilfsmittel, die dem Arzt helfen sollen, bessere Arbeitsergebnisse zu erzielen; sie sollten aber nicht zum Selbstzweck werden. Es ist nicht damit getan, große Computeranlagen zu installieren, sondern man muß auch Sorge dafür tragen, daß der Nutzen, der aus ihnen gezogen wird, den gesetzten Zielen entspricht.

Der Computer versorgt die Medizin mit Rechenhilfsmitteln. Er ermöglicht das Führen von Patientenberichten und sorgt für bessere Kommunikation und Information. Genauso wichtig wie die Maschine selbst sind die Systemgestaltung *(systems design)*, die Perspektiven, die Ziele und das erreichte *cost/benefit*-(Kosten/Nutzen-)*Verhältnis*. Systemplanung wird, in höherem Maße als die Hardware, die Informationsmöglichkeiten aufzubauen helfen, die von der modernen Medizin gewünscht und auch gebraucht werden.

2. Herausforderung der Aufgabe: Automation in der Medizin

Das bedeutende Potential der Computer und der Automation auf medizinischen und biologischen Gebieten wird erst jetzt erkannt. Es muß noch viel erforscht werden, und erst nachdem sich bestimmte Anwendungen durchgesetzt haben, wird man Kosten und Nutzen der Automation abschätzen können. Nüchterne Betrachtungen lassen jedoch jetzt schon erkennen, daß die Medizin und das Krankenhauswesen die anderen Naturwissenschaften hinsichtlich der zu verarbeitenden Datenmenge im kommenden Jahrzehnt übertreffen können.

Setzt man die beträchtlichen Vorteile der Computeranwendung auf anderen Gebieten voraus, so kann man den elektronischen Datenverarbeitungsanlagen bedeutende Anwendungsmöglichkeiten in der Medizin voraussagen. Einer der Gesichtspunkte, der die Möglichkeiten der Rechner auf dem medizinischen Gebiet so faszinierend erscheinen läßt, ist der, daß bei aller Mannigfaltigkeit der Aktivitäten der Medizin und des Krankenhauswesens eine recht homogene Basis existiert, die man in der »Gesundheitsverwaltung« *(health management)* sehen kann.

2.1. Anwendungsprobleme der Computer im Gesundheitswesen

Es ist wichtig, daß der Mediziner erfährt, wie wirkungsvoll seine Diagnose, Therapie oder Prognose gewesen ist. In der Vergangenheit waren solche Entscheidungen traditionsgemäß die ausschließliche Domäne der subjektiven Meinung. Das Ziel der Computeranwendung ist nun, viel dieser Subjektivität zurückzustellen. Bei der Durcharbeitung und Analyse z. B. medizinischer Akten, klinischer Notizen oder Beurteilungen von Krankheiten ist der Bedarf an leistungsfähiger Datenverarbeitung außerordentlich groß.

Die sozialen, medizinischen und epidemischen Gesichtspunkte von Krankheiten können erst durch Datenreduzierung zur Geltung gebracht werden. Die große Anzahl der Rohdaten hat bisher ständig eine Analyse verhindert. Dies hatte zur Folge, daß die medizinische Beurteilung nicht immer transparent wurde.

Es gibt noch einen anderen Grund für den Einsatz von Computern in der Medizin:

Die Katalyse einer rechtzeitigen und planmäßigen Entwicklung. Die Ärzte haben kaum noch die Möglichkeit, sich während der Arbeit weiterzubilden, wie es die altehrwürdige Praktik zu verlangen pflegte. Sie stehen im steigenden Maße unter dem Zwang, schnell und genau zu diagnostizieren, dem schnellen technologischen Fortschritt gewachsen zu sein und mit der lawinenartig anwachsenden Nachfrage nach ärztlicher Versorgung fertig zu werden.

Die Herausforderung einer tauglichen Durchführung des Einsatzes elektronischer Datenverarbeitungsanlagen in der Medizin liegt in der Anwendungsanalyse und nicht in der Programmierung oder in technischen Fragen. Bibliotheken, gefüllt mit Mehrzweckprogrammen, wie sorgfältig sie auch ausgearbeitet sein mögen, werden die Probleme nicht lösen können, die von den Computern in der Medizin aufgeworfen werden. Programme für die meisten Arten statistischer und mathematischer Analysen können leicht geschrieben werden, nicht so leicht jedoch für Projekte zur Informationswiedergewinnung. Außerdem ist die Programmierung von Verwaltungsproblemen eine Arbeit, die auch aus anderen Anwendungsbereichen der EDV bekannt ist.
Die bis heute für medizinische Zwecke verfügbaren Computerprogramme stecken noch in den Kinderschuhen. Diese Programme erstrecken sich von statistischen Arbeiten, die sich etwa mit Korrelationen, Frequenzen und Tabellierungen beschäftigen, bis hin zu den Hilfsmitteln zum Zeichnen von Histogrammen für die Komponentenanalyse, Faktoranalyse und für die Lebens- und Überlebenstafeln. Ein zunehmendes Ausmaß medizinischer Analysen bedeutete bisher:

a) komplexe mathematische Verfahren oder
b) einfache, aber ausgedehnte statistische Schemata.

Kein Wunder also, daß sich die Aufmerksamkeit auf automatische Datensammlung konzentriert. Spezielle Programme, die bestimmte medizinische Erwartungen behandeln, sind eine erste Abkehr von der datenverarbeitungstechnischen Routine und Tradition; desgleichen Programme für Isodosiskurven, EKG, EEG, Analysen der neurologischen Impulsübertragung, für die Simulation arterieller Subsysteme, für Stoffwechselreaktionen, für die Untersuchung von Gehirnaktivitäten, für die Analysen von Sprache, Handschrift usw. Programme zur Mustererkennung werden benötigt, um fortwährend produzierte Daten übernehmen zu können. Man wird außerdem Wellenform-Modelle für die Analyse von Elektrokardiogrammen brauchen. Es müssen Datenbanken geschaffen werden, die auf Krankheitsprognosen ausgerichtet sind. Im gleichen Maße, in dem sich der technologische Wandel vollzieht, entwickeln sich auch die Anwendungsgebiete der EDV in der Medizin. Bestehende EDV-Anlagen sind vorzüglich dazu geeignet, die meisten der biologisch-medizinischen Forschungsprobleme aufzuzeigen, die man heute angehen könnte. Die Anforderungen an die Hardware bestehen in Wirklichkeit darin, periphere Ausrüstungen und Speichermedien, die den gegenwärtigen Anforderungen entsprechen, zur Verfügung zu haben, verbunden mit der Forderung nach einem angemessenen Kosten-Nutzen-Verhältnis. Das ist genau die Ausrüstung, die es noch nicht in der gewünschten Weise gibt. Abb. 5 zeigt ein Anforderungsformular für Untersuchungen über ein medizinisches Informationssystem. Formalität hilft, was Anforderungen und geleistete Dienste betrifft, besseren Nützen aus der Systemanalyse und den Computerhilfsmitteln zu ziehen.

Die Automatisierung kann letzthin die Medizin und die medizinische Praxis radikal verändern. Computer werden wahrscheinlich bei vielen individuellen Anwendungen als Teil der elektronischen Instrumentenausrüstungen verwendet werden. In dem Maße, in dem EDV-Anlagen billiger, ihre Bestandteile kleiner und zuverlässiger werden, wird ihre Anwendung allmählich in ein zusammenhängendes Modell integriert werden. Dabei wird sich in stärkerem Maße die *On-line*-Anwendung entwickeln, insbesondere wegen der entsprechenden peripheren Geräte. Schließlich hat auch die Technik der Datensichtgeräte einen zunehmenden Einfluß auf die Gestaltung von EDV-Systemen im Gesundheitswesen.

Die große Anzahl an Daten läßt sich wegen ihrer Uneinheitlichkeit und aus Mangel an Standardisierung nicht optimal sammeln und ordnen. Die Computeranwendung macht ein vollständiges Überdenken der bisherigen Methoden der Datensammlung und der Datenaufzeichnung notwendig. Praktizierende

Einstufung

Anforderung ____________ angefordert von ____________

wurde bearbeitet am ____________ und eingestuft
Datum

als ____________ ____________
Bearbeitungs-Nr. Einstufung

Umstufung

Dies wurde umgestuft als ____________ ____________
Bearbeitungs-Nr. Einstufung

am ____________ und alle Aufzeichnungen, die von dieser
Datum

Veränderung betroffen sind, sind anzupassen.

____
Unterschrift – Datum

Anpassung erledigt ____________
Unterschrift – Datum

Abb. 5 Anforderungsformular für medizinische Untersuchungen

Ärzte und Krankenanstalten sollten in der Lage sein, einige wenige, einfach aufgebaute Formen zu benutzen, die die wichtigen Informationen enthalten. Die EDV-Anlage sollte gleichsam als »Nebenprodukt« Wartelisten, Register für stationäre Patienten und Entlassungsstatistiken in standardisierter Form führen.

Neue Methoden und strukturell neue Denkansätze sind deshalb zu entwickeln, um die entscheidenden Informationen der Gesundheitsverwaltung widerzuspiegeln und um bei der Vorhersage, Planung und Kontrolle im Bereich der Gesundheitsverwaltung helfen zu können. Medizinische Dienstleistungsverzeichnisse sind ein Beispiel hierfür. Eine EDV-Anlage kann leicht solche grundlegenden Statistiken herausgeben, die der Verwaltung bei ihren Entscheidungen helfen können. Beispiele dafür sind Statistiken über die Anzahl der verfügbaren Betten, Verweildauer, Zu- und Abgänge (durchschnittliche Verweildauer), Endabrechnungen, Aufnahmen, Wartelisten, die unter beliebigen Gesichtspunkten tabellarisch aufgebaut sein können. Das ist parallel zu solchen Tätigkeiten wie dem Ausfüllen der Wartelistenoriginale, der Anmeldeformulare und der Entlassungsblätter möglich.
Auf der klinischen Seite kann das *Interface* (Datenend- und Datenübertragungsgerät) am Bett des Patienten bedeutend zur Entwicklung der medizinischen Kenntnisse beitragen, um damit kompliziertere operative Eingriffe zu ermöglichen und die Prognosen für die Patienten zu verbessern. Die Aufzeichnung der lebenswichtigen Funktionen eines Patienten, der einen Schock erlitten hat, gerade operiert wird und betäubt ist, und die Korrelation dieser aufgezeichneten Werte mit dem Vorgehen des Chirurgen können wertvolle Daten für eine nachfolgende Untersuchung ergeben.
Der Grund, warum medizinische Daten gesammelt und analysiert werden, besteht darin, Entscheidungen zu treffen und praktische Maßnahmen ergreifen zu können, um die Erweiterung der wissenschaftlichen Erkenntnis und die Forschung zu unterstützen. Dazu gehört eine grundlegende Änderung des Selbstverständnisses der Medizin, insbesondere auch bezogen auf den Begriff *Gesundheit*. Informationen, die der Mediziner für seine praktische Tätigkeit braucht, schließen selbstverständlich die Laborergebnisse ein, die dem Kliniker so schnell und präzis wie möglich zur Verfügung stehen müssen. Ferner schließen diese Informationen ein: Unterlagen, die dazu beitragen können, die Stärke des Immunisationsgrades zu bestimmen, außerdem das Vorkommen und das Vorherrschen bestimmter Krankheiten, die Bewertung von medikamentösen Therapien, mathematische Tests, die dazu geeignet sind, beim medizinischen Experimentieren zu helfen, Studien über vielfache Krankheitsursachen, Röntgen-Analysen oder Blutkontrollprogramme. Probabilistische Diagnoseverfahren sind besonders auf den medizinischen Gebieten von Interesse, wo die funktionellen Faktoren nicht zu komplex sind. Augenheilkunde oder die Tätigkeit des Atemsystems sind relativ einfache Fälle, verglichen mit dem Wenigen, was man über die Funktion des Gehirns weiß.
Die Computerstudien sollten eindeutig auf die Hauptfragen gerichtet sein, denen sich die Medizin gegenüber sieht. Zum gegenwärtigen Zeitpunkt sind dies Verhütung, Frühdiagnose und die Behandlung chronischer Krankheiten, ferner *Sozialkrankheiten*, Diabetes, rheumatische Krankheiten und psychische Störungen. Die Lösung solcher Probleme ist weitaus komplizierter als die der

Infektionskrankheiten. Dies ist bedingt durch eine teilweise rückständige Grundlagenforschung, obgleich gerade in letzter Zeit viele Details geklärt werden konnten.
Für die medizinische Entscheidung könnten sich nicht nur momentane »Qualitätsantworten« *(quality responses)* als äußerst wertvoll erweisen, sondern es muß auch auf Langzeitaufzeichnungen zurückzugreifen sein. Dies gilt besonders für Patienten, die wiederholt operiert werden müssen. Wenn auf der *On-line*-Seite Telemetrie und miniaturisierte Implantate verfügbar werden und die digitale Aufzeichnung psychologischer Parameter bequemer gemacht wird, wird der Mediziner besser in der Lage sein, entscheidende Modelle von lebenswichtigen Funktionen aufzustellen und dabei eine neue entscheidungentreffende Taktik zu entwickeln.
Das gesamte Gebiet der medizinischen Prognose kann somit von Grund auf umgestaltet werden. Genaue Datenanalyse ersetzt den Prozeß, Ausbruch oder Existenz von Krankheiten aufgrund von unzulänglichen medizinischen Informationen zu diagnostizieren. *On-line*-Aufzeichnungen spielen dabei eine wertvolle Rolle. Es ist durchaus möglich, einen *On-line-Rechner* so zu programmieren, daß er den Beginn von systematischem Streß erkennt, zum Beispiel ihn aufspürt, ehe eine entscheidende Stufe für den Patienten erreicht ist. Ferner kann ein medizinisches EDV-System frühe Indikatoren aufzeigen, die es dem Arzt ermöglichen, an Hand von EKG-Mustern eine unmittelbar bevorstehende Herzkrankheit vorauszusagen.
Sofortige Datenreduzierung kann dem Kliniker helfen, Zugang zu einer Matrix zu erhalten, die aus den neuesten und umfassendsten Einzelheiten aller bekannten Erfahrungen, die man von diesen Krankheiten hat, aufgebaut ist. Im Grunde ist dies keine »automatisierte« Diagnose, da die Anzeichen und Syndrome vom Kliniker beachtet werden. Es ist vielmehr ein Vermitteln zwischen dem Patienten und dem Arzt, indem die Persönlichkeit des Arztes mit elektronischen Hilfsmitteln erweitert wird. Als Hilfsmittel dieser Art stellt der Computer ein »digitales Mikroskop« dar, dessen Wirkung als Analysator mit der Arbeit der heutzutage unentbehrlichen Röntgenausrüstung vergleichbar ist.

2.2. Verbesserung der medizinischen Leistungsqualität und Einsatzeffizienz

Computer in der Medizin können zu einer *Objektivierung* nicht allein bei medizinischen Meßergebnissen, sondern auch bei der Planung des Gesundheitswesens beitragen. Die zukünftigen Veränderungen werden ihre eigenen Probleme mit sich bringen, aber die Automation wird der Gesundheitsfürsorge wenigstens einige der täglichen Routinearbeiten abnehmen und so vielleicht dem Kliniker und der Krankenschwester mehr Zeit für ihre anderen wichtigen Probleme lassen.

Der gezielte Einsatz der Schwestern, eine schwierige und zeitraubende Arbeit, ist ein gutes Beispiel für eine Verwaltungsarbeit, die automatisiert werden kann und somit den optimalen Einsatz einer wichtigen Hilfskraft ermöglicht. Weit entfernt davon, eine akademische Frage zu sein, ist der Schwesterneinsatz – wie der Einsatz einer jeden anderen nur beschränkt zur Verfügung stehenden Einrichtung – schon lange eine Quelle großer Unzufriedenheit, wenn er schlecht durchgeführt wird.

Einsatzfragen in der Krankenhauspraxis werden sich aber nicht so leicht lösen lassen. Viele individuelle Eigenarten und Umstände sind in Betracht zu ziehen. Aber trifft dies nicht auch für jeden anderen Dienst am Menschen zu?

Die Lösung solcher Probleme ist nicht das »persönliche Werk« des Computers. Soziologische und psychologische Faktoren komplizieren jeden breiteren Angriff auf das Gesundheitswesen. Sie beeinflussen besonders die mögliche Annahme eines Programmes oder eine infolge der Automation erforderlichen neuen Organisationsstruktur durch die praktizierenden Ärzte und durch jene, um deren Versorgung es geht. Jedes Herangehen von der datenverarbeitungstechnischen Seite sollte für problemorientierte Information sorgen, die mit der medizinischen Praxis verträglich ist.

Das Streben nach maximaler Leistungsfähigkeit ist unaufhörlich. Man findet es bei technischen Veränderungen, bei der Entwicklung medizinischer Methoden, bei der Festsetzung der Kostenbewilligung, bei den Obergrenzen für Arbeitszeit und Personalbestand. Alle wichtigen veränderlichen Größen müssen in angemessener Beziehung zur beruflichen Arbeitslast stehen. Indem man solche Faktoren, wie Besuche ambulanter Patienten, Neuaufnahmen und Verweildauer, bezogen auf die verschiedenen Gruppen von Patienten, zusammenfaßt, kann es möglich werden, den Einsatz jener Einrichtungen zu optimieren, die sich solchen Betrachtungen bisher entzogen haben.

Sobald erst einmal Normen und Meßmethoden eingeführt sind, wird der Computer helfen, Tätigkeiten und Ergebnisse miteinander zu vergleichen. Indem er alle Möglichkeiten durchspielt, paßt er die Dienstleistungen den Erfordernissen und auch den verschieden gearteten Einrichtungen, Örtlichkeiten und Umgebungen an. Nur dies kann den schieren Stumpfsinn etwas lindern, der die für die medizinische Versorgung Verantwortlichen so belastet. Die beste Lösung wird sich als die allgemeinste erweisen. Sie soll in ihrer Konzeption ein Mittelpunkt des Vorherwissens bei der Entwicklung des Gesundheitswesens sein. Die moderne Gesellschaft, mit ihrer Betonung auf Gesundheit und ständig wachsender Lebenserwartung, hat viele soziale Probleme zum Tragen gebracht, deren Lösung nicht in oberflächlichen Untersuchungen gefunden werden kann.

Das Streben nach größter Leistungsfähigkeit beginnt gerade erst, und daher existieren immer noch Irrwege. Die Annahme, daß je reicher eine Nation ist, desto besser ihre Industrie durchorganisiert ist, scheint ungerechtfertigt. »Bessere Ergebnisse« erfordern nicht unbedingt einen besonders hohen Geldetat, sondern sie verlangen – was viel wichtiger ist – eine grundlegende Konzeption.

Indem der Bedarf an qualitativ besserer ärztlicher Versorgung weiterhin zunimmt, ist zu erwarten, daß die Lösungen der erarbeiteten Konzeptionen sowohl teurer als auch anspruchsvoller werden. Die Anzahl der zur Verfügung stehenden Geräte setzt der Versorgung der Patienten eine Grenze. Dies wird klar gezeigt in Abb. 6 für den Fall der Radiologie.

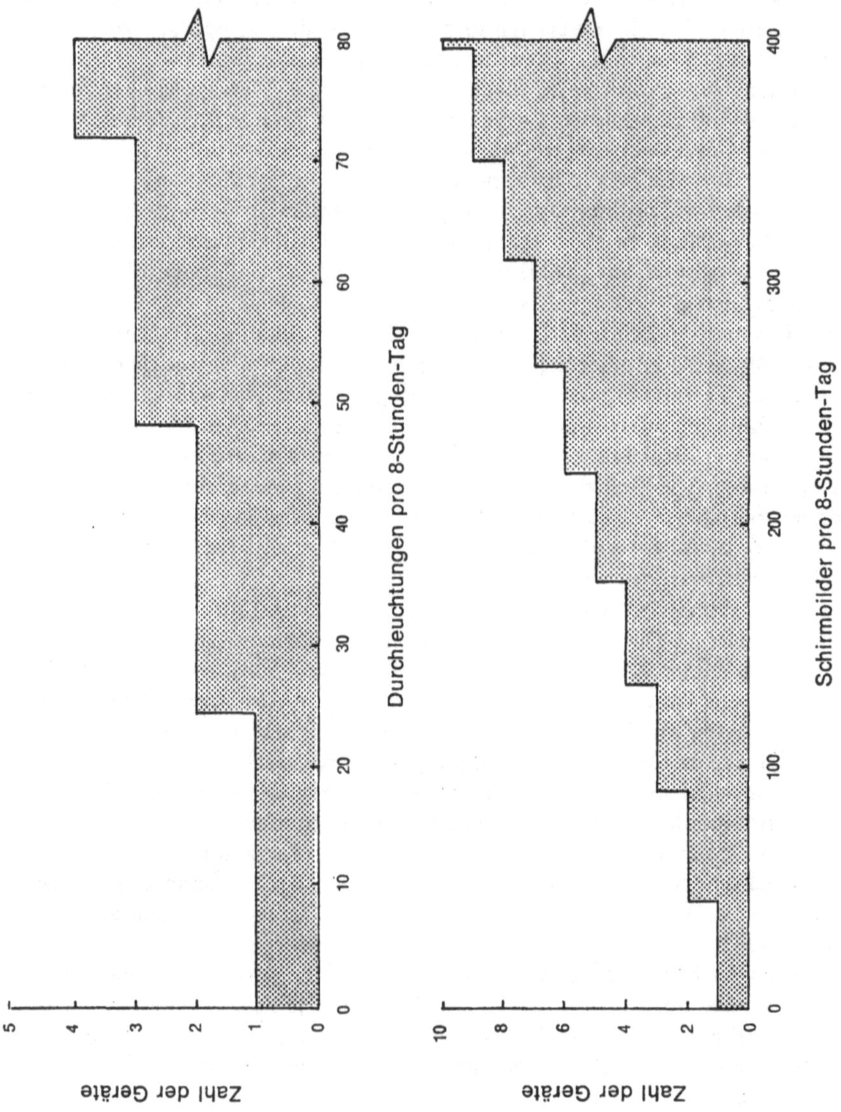

Abb. 6 Geräteausstattung in der Radiologie

Abb. 7 bezieht sich:

a) auf den Personalbedarf: Radiologen, Verwaltungskräfte, Techniker und
b) auf die Stellfläche, die für die vorhandene Zahl von Röntgengeräten benötigt wird.

Besseres Planen mit Hilfe von Computern kann den Nutzen dieser medizinischen Hilfsmittel optimieren.

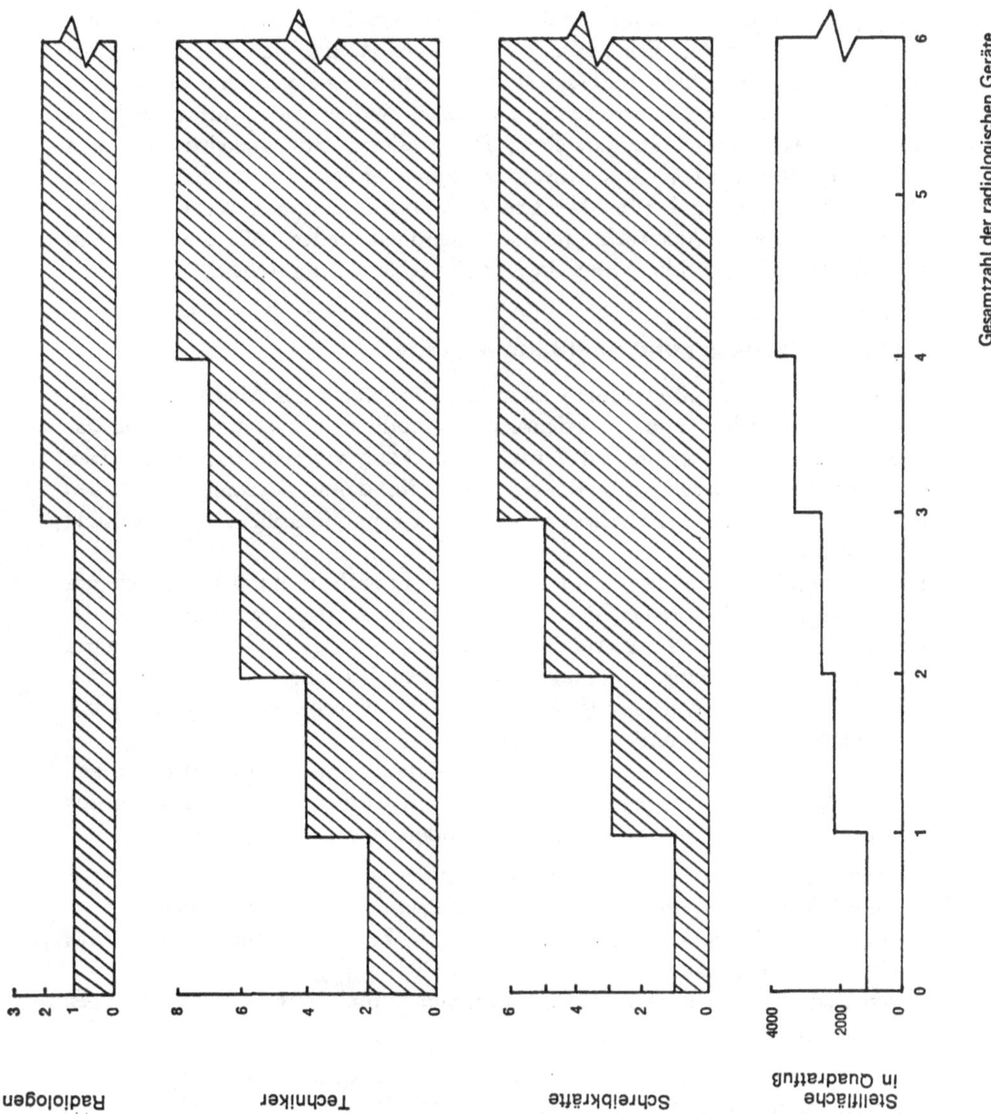

Abb. 7 Personal- und Stellflächenbedarf in der Radiologie

2.3. Problematik der Verteilung und Entwicklung medizinischer Versorgungsleistung

Es war die Rede von der Notwendigkeit, die Qualität medizinischer Leistungen zu steigern. Bessere Ergebnisse verlangen von demjenigen, in dessen Händen die medizinische Versorgung liegt, den Willen, Führungspositionen zu erlangen. Mit dem Gesundheitswesen ist es wie mit allen anderen knappen Gütern; das Hauptproblem liegt in ihrer richtigen Verteilung. Die *medizinischen Verteilungsprobleme* ergeben sich aus der Disproportion, die medizinische Versorgung auf die sehr jungen und die alten Menschen einerseits und auf die erwachsene Bevölkerung andererseits zu verteilen. Wobei die erwachsenen Menschen das Arbeitspotential darstellen. Die größten Schwierigkeiten auf dem Gebiete der öffentlichen Gesundheitsversorgung findet man in der Krankenpflege sehr junger und alter Menschen, da beide Gruppen verhältnismäßig lebensentscheidende Ansprüche an die Gesundheit stellen. Wie läßt sich nun eine wirksame Entscheidung über die Verteilung der Mittel treffen?

2.3.1. Medizinische und politische Aspekte

Vor einigen Jahren gab es keine wesentlichen Probleme des Alterns. Die medizinische Wissenschaft und der öffentliche Gesundheitsdienst, die den Tod dadurch aufzuschieben suchten, daß man Ansteckung vermied, haben viel dazu beigetragen, das Leben zu verlängern und die damit zusammenhängenden Probleme chronischer Krankheiten und der Gesundheitspflege einer Lösung näher zu bringen.
In ähnlicher Weise machte es der technische Fortschritt notwendig, sich mit den bedeutenden Problemen der künstlichen radioaktiven Strahlung und der Luft-, Nahrungs- und Wasservergiftung auseinanderzusetzen. Dies rückte unter der Oberfläche verborgene Gesundheitsfaktoren ins Blickfeld des Interesses. Ein großer Teil der Weltraumforschung der USA wurde der Untersuchung des menschlichen Körpers und seiner Reaktion auf Weltraumexperimente gewidmet. Trotz der Geldmittel, die in diesem Zusammenhang investiert wurden, ist die Automation in medizinischen Teilbereichen nicht einträglich genug gewesen. Die Gesundheitsforschung ist besonders charakterisiert durch:

- relativ geringe staatliche finanzielle Unterstützung
- die Notwendigkeit, die in der Medizin Tätigen aus- und fortzubilden
- hohe Entwicklungskosten, verbunden mit – bis jetzt – unverhältnismäßig kleinen Marktkapazitäten
- den Bedarf an speziellen Absatzprogrammen und Vertriebsleuten bei den Geräteherstellern.

Zum letzten Punkt sei noch vermerkt, daß verschiedene Unternehmen herausgefunden haben, daß es relativ einfach ist, viel Zeit, Mühe und Geld für ein

scheinbar exzellentes Produkt zu investieren, lediglich um nachher festzustellen, daß der Markt nur einige wenige Aufträge hergibt.
Somit sieht sich die Medizin einem zu stark ansteigenden Bedarf an medizinischer Versorgung, auf der anderen Seite aber einem Mangel an Mitteln gegenüber, um mit dieser Forderung fertig zu werden. Die *»Gesundheitsindustrie«* sucht immer noch nach einer Struktur. Die Lösung besteht nicht einfach in mehr Krankenanstalten und mehr Geräten. Wie Professor *Georges Mathé* vom *Institut de Cancérologie et d'Immunogénétique, Paris,* ausführt, ist dies ein Problem sowohl der Qualität, als auch der Quantität. Besonders wichtig ist eine neue Krankenhausorganisation, auf der Basis computerunterstützter Automation. Dies ist dringender und notwendiger als der Bau neuer Krankenhäuser.
Der Gedanke, die Medizin sei zu unterschiedlich gegenüber den industriellen Realitäten und Datenverarbeitung könne deshalb hier nicht eingesetzt werden, hält einer ernsthaften Betrachtung nicht stand. Die in der Medizin Tätigen wissen nur zu gut, daß das eigentliche Wesen des Gesundheitsdienstes ständig modifiziert werden muß, um sich den Veränderungen anzupassen, ohne die tagtägliche Funktionsbereitschaft aufs Spiel zu setzen. Gesundheitsplanung sollte danach trachten, daß sich der jeweilige Einsatz auch lohnt. Die Bereitstellung von Dienstleistungen im Gesundheitswesen beginnt mit sorgfältiger Planung. Das schließt Wahl und Erschließung des zukünftigen Standortes ein, ferner pragmatisches Abschätzen der nötigen Einrichtungen, Kriterien für tauglichen Entwurf und Ausführung, Gerätebedarfabschätzung und Aktivierung eines brauchbaren Gesundheitsdienstes.
Es besteht nur wenig Zweifel am stetig wachsenden Bedarf. Es wurde bereits erwähnt, daß das rapide Bevölkerungswachstum in diesem Jahrhundert in gewisser Weise in Zusammenhang steht mit der Lebenserwartung in den entwickelten Ländern. Die Technologie hat sowohl die Zahl als auch die Art der »Kunden« in der Medizin verändert, aber bis heute hat sie relativ wenig getan, um dem Versorgungsmangel abzuhelfen, der durch diesen Bedarf entstanden ist.
In den Vereinigten Staaten ist die Sterblichkeitsziffer von 20 je tausend Einwohner zu Beginn dieses Jahrhunderts auf geschätzte 7 je tausend Einwohner heutzutage gesunken. In den letzten 2000 Jahren hat sich die Lebenserwartung von 30 auf schätzungsweise 70 Jahre vergrößert. Im Gesundheitswesen und seiner Verwaltung müssen alte Gewohnheiten durch neues Denken abgelöst werden. Managementmethoden, die in Handel und Industrie erfolgreich sind, sollten jetzt auf medizinischem Gebiet Einlaß finden.
Die vergrößerte Lebenserwartung läßt das Verlangen nach einem vorwärts blickenden Gesundheitsmanagement tatsächlich sehr dringend werden. Gute Arzneimittelversorgung, gesündere Ernährung und bessere sanitäre Einrichtungen, so notwendig sie sein mögen, sind nicht ausreichend, solange die Medizin und die Bevölkerung selbst nicht bereit sind, die Herausforderung eines langen Lebens anzunehmen.

2.3.2. Wirtschaftlichkeitsaspekte

Unentgeltliche Krankenversorgung, die von Einzelpersonen, Gruppen oder von ganzen Nationen ausgeht, hat eine stetig wachsende Nachfrage an medizinischer Versorgung entstehen lassen, die bisher nur begrenzt vorhanden war.

Während der letzten fünfundzwanzig Jahre enthielt jede öffentliche Erklärung sozialeingestellter Regierungen die ermüdende Behauptung, die medizinische Versorgung und das Krankenhauswesen befänden sich auf dem Wege der Weiterentwicklung. Jedoch bleibt die Tatsache bestehen, daß die »Kosten für die Gesundheit« weltweit in den Himmel wachsen, während gleichzeitig die Qualität des Gesundheitsdienstes höchstens gleichbleibt. Die Kostenexplosion zeigt sich deutlich an den »dunkelroten« Zahlen, in denen sich alle von Regierungen geführten Sozialversicherungsprogramme befinden. Wenn auch Unfähigkeit und politische Parteinahme viel mit der Farbe zu tun haben, sind die Kostenfragen dennoch wichtig.

In dem Maße, in dem die Schreibarbeit der Verwaltung zunimmt, müssen die Kosten zwangsläufig steigen. Dies hängt nicht mit der Qualität oder dem Ausmaß der medizinischen Versorgung zusammen. Den sorgfältigen Beobachter kann es nicht überraschen, daß der Trend zur Automation in den schwedischen Krankenanstalten zunimmt. Bereits heute nimmt eine Anzahl von Krankenhäusern Zuflucht zu elektronischen Rechenanlagen, um dem Teufelskreis zu entkommen. Aber um zu verhindern, daß die Krankenhauskosten außer Kontrolle geraten, wie sie es während der letzten zwanzig Jahre getan haben, wird aufopferungsvolles und zielstrebiges Bemühen gebraucht; nicht nur eine Computerausrüstung.

Schließlich werden die Genauigkeit und die Geschwindigkeit von EDV-Anlagen, verbunden mit ausgeklügelten Terminalgeräten und zentralen Datenbanken, in der Lage sein, die mühsame Verwaltungsarbeit des Aufzeichnens und Weiterleitens von Patientendaten zu verringern. Man wird schnellen Zugriff zu den Patientendaten haben, wo und wann immer man sie benötigt. Es wird möglich sein, die Informationen aus Praxis und Forschung besser zu verteilen. Dies kann nicht in der Stimmung hastiger Einführung der Datenverarbeitung in der Medizin oder in kühner Verachtung von Systembedingungen erreicht werden.

Ein sorgfältig geplantes und logisch aufgebautes Krankenhausinformationssystem kann für einfachere und schnellere Aufnahme- und Entlassungsverfahren sorgen. Gleiches gilt für klare, genaue und gezielte Medikamenteverabreichung, für bessere Kontrolle und größere Wirtschaftlichkeit der Menüplanung, für optimale Ausnutzung der Krankenhauseinrichtungen, für schnelleres Auffinden medizinischer Daten in der Forschung. Jedoch muß immer wieder betont werden, daß technische Lösungen allein nicht ausreichen.

Es läßt sich nicht abstreiten, daß die Kosten außer Kontrolle geraten, daß sich ohne Planung die medizinische Versorgung verschlechtern oder nicht verbessern wird, während die Kosten weiter ansteigen. Die Frage der Wirtschaftlichkeit in der medizinischen Versorgung ist schwierig zu beantworten, und sie ist im wesentlichen heutzutage eine politische Angelegenheit.

Daher muß die gesamte *Struktur des Gesundheitsmanagements* überdacht werden. Nach einigen Schätzungen könnten 50 % der Krankenhauspatienten zu Hause behandelt werden. In den Vereinigten Staaten jedoch erhält der Versicherte einer privaten Krankenversicherung kein Krankengeld, wenn er nicht im Krankenhaus liegt. Unter diesen Umständen würde jeder, dem man riete zu Hause zu bleiben, um die Krankenhäuser nicht zu sehr zu belasten, diesen Vorschlag als einen törichten, verschwenderischen Angriff auf seinen Lebensstandard ansehen.

Krankenversorgung ist schon immer eine gefragte Einrichtung gewesen, von der vereinfachten Form des medizinischen Rates bis hin zu den langwierigsten und umfangreichsten Behandlungen. Die Probleme, denen sich heute der Mediziner gegenübersieht, betreffen keine Langzeitobjekte. Dies wird unterstrichen durch den Konflikt zwischen innerbetrieblichen und finanziellen Gegebenheiten bei der Lösung der Probleme, die vom *Gesundheitsmanagement* vorgegeben sind.

Über die grundlegenden Ziele kann man sich nicht lange ernsthaft streiten. *Das Ziel besteht darin, die Krankenversorgung zu verbessern, ohne eine finanzielle Katastrophe heraufzubeschwören.* Dies erfordert kühne Visionen in Einzelpunkten des Gesundheitswesens, einschließlich der *Anschaffung und des Einsatzes von EDV-Anlagen.*

Im Gesundheitswesen lassen sich Kosten-Analysen für jede Krankheit und Behandlung erstellen, die die durchschnittlichen Ausgaben pro Tag für einen *typischen Patienten*, der die medizinischen Einrichtungen durchläuft, ermitteln. Analysen dieser Art können im Zusammenhang mit der Anzahl der Personen, die dieses System in Anspruch nehmen, dazu benutzt werden, die Gesundheitsverwaltung in die Lage zu versetzen, Prozesse oder Funktionsgebiete kostenmäßig zu durchleuchten. Dies gilt besonders bei großen Aufwendungen bei Modernisierungsvorhaben, aber auch bei jenen Dienstleistungen, deren Kosten oder benötigte Zeit außer Kontrolle geraten.

Die Ergebnisse *quantitativer Analysen* können die ausführenden Organe des Gesundheitswesens in die Lage versetzen, die Effizienz neuer technischer Hilfen auch wirtschaftlich zu beurteilen. So soll ein gezielter Einsatz der Gelder und anderer Hilfsmittel eine wirkungsvollere Behandlung ermöglichen. Dies ist auch das Ziel einer Studie über zukünftige medizinische Einrichtungen der *Space-General Corporation* des US-Verteidigungsministeriums. Die Studie stellt eine interessante Betrachtung der Planung und Entwicklung eines Programms zur Kostenabschätzung dar (Tab. 2).

In manchen anderen Ländern ist der Informationsaustausch bezogen auf das Gesundheitswesen wesentlich effizienter. In den Vereinigten Staaten deckt die Kommission für die Zulassung von Krankenanstalten häufig Fehler in der

	Program Year	1	2	3	4	5
1. Development of Disease or Condition Prediction System						
2. Development of Medical Care Functional Load Profile Prediction System						
3. Development of Design Criteria Based on Functional Load Requirements						
4. Development of Analytical Model for medical Facility Planning						
5. Development of Management Data Acquisition & Processing System						
6. Development of System Model for MGT of DOD Fixed Medical Care System						
7. Cost Profile Study & Analysis						
8. Development of Unified Classification of Medical Care Facilities						
	Estimated Annual Cost					

Tab. 2 Kostenabschätzung eines Entwicklungsprogramms

Führung von Krankengeschichten auf. In vielen Fällen spiegeln die Krankengeschichten nur voneinander losgelöste Phasen in der Behandlung des Patienten wieder und sind für eine statistische Auswertung relativ wertlos. Die Führung von genauen und detaillierten Krankengeschichten ist bisher ein fruchtloses Gestade in der Medizin gewesen. Für diese Situation gibt es Lösungen. Denn heutzutage kann kein Mensch abstreiten, daß es kein einziges Gebiet der Medizin gibt, das nicht auf diese oder jene Weise von der Automatisierung sowie integrierter, computergesteuerter Verwaltung tangiert würde.

2.4. Kosten und Nutzen gezielter Informationsverarbeitung

Kliniker können sich fragen, und sie fragen sich tatsächlich, ob das Festhalten an Traditionen besser ist, als sich mit der neuen Technologie vertraut zu machen. Viele würden lieber Löcher stopfen, als sich mit der großen technologischen Umwälzung auseinanderzusetzen. Indes, Veränderungen haben ihre eigene Art, sich bemerkbar zu machen; daran hätte man denken sollen, lange bevor die ersten Warnzeichen sichtbar wurden.

Die Bewertung des *Kosten-Nutzen*-Verhältnisses steht nicht allein in Beziehung zu einer gesunden Volkswirtschaft, sondern ist auch eine Frage nach der geeigneten Qualität medizinischer Arbeitsleistung. Dies gilt, gleichgültig ob man von Computern und der damit zusammenhängenden Ausrüstung oder von der Ausbildung und dem Nutzen der medizinischen Wissenschaftler als Ganzes spricht. Umfangreiche Planungen und Studien sind erforderlich, um die personellen Lasten auf den einzelnen Gebieten zu ermitteln. Diese Vorarbeiten sollen dazu beitragen, Entscheidungen über den Einsatz moderner Ausrüstungen zu treffen, d. h. die Geldmittel gezielt einzusetzen und den vorhandenen Raum optimal zu nutzen. Kein verantwortungsbewußter Krankenhausdirektor kann den Dingen freien Lauf lassen und dann behaupten, alles sei ein Resultat geplanter Tätigkeit.

Der Versorgungsdienst selbst muß untersucht werden, indem man Krankheitsprofile und Behandlungsmuster einschließlich aller Alternativen sorgfältig aufstellt. Als Analytiker würde man erwarten, von alternativen Betrachtungsweisen der Krankenversorgung völlig unterschiedliche Ergebnisse zu erhalten. Er wird die Tatsache richtig einzuschätzen wissen, daß für solche Studien Zeit und Erfahrung nötig sind, jedoch die meisten Krankenanstalten stichhaltige Gründe dafür anführen können, daß sie beides nicht haben. Aber können sie es sich leisten, in der Qualität der Krankenversorgung zurückzufallen?

Wie die meisten Leute, die für die Geldmittelverteilung und den Personaleinsatz verantwortlich sind, so müssen auch Krankenhausdirektoren ihr Budget abschätzen und kalkulieren. Die Weitsichtigen sind sich darüber klar, daß sorgfältig ausgeführte Kostenanalysen Krankenanstalten in die Lage versetzen können, Berichte über Behandlungsmethoden miteinander zu vergleichen. Ein Kostenvergleich ist insofern immer sehr wertvoll für einen *Manager*, da er dann herausfinden kann, welchen Erfolg Rationalisierungsvorhaben bringen können.

Die Information über die Kosten muß in einer Form zur Verfügung gestellt werden, die auch für eine Analyse verwendbar ist. Analytiker müssen sich des Wechselspiels bewußt sein zwischen den verwendeten Berichtstechniken und der Genauigkeit und Aktualität, mit der die gewünschte Information zu erhalten ist. Es lassen sich viele Mühen sparen, wenn man Berichtstechniken verwendet, die die erforderlichen Daten in einer zusammengefaßten Form ohne weiteres bereitstellen. Wenn die Informationen falsch oder ungeschickt aufbereitet sind, dann sind für die Krankenhausverwaltung größere Anstrengungen notwendig. Tab. 3 zeigt die informationsintensiven Tätigkeiten, die sowohl das Krankenhausmanagement als auch den medizinischen Bereich betreffen.

Während die Medizin nach *Kosten-Nutzen*-Kriterien Ausschau hält, um ihre Konturen zu verändern, könnte der Computer als nimmermüdes und objektives Werkzeug zutage treten, um bei der Analyse, bei der Vorhersage und beim

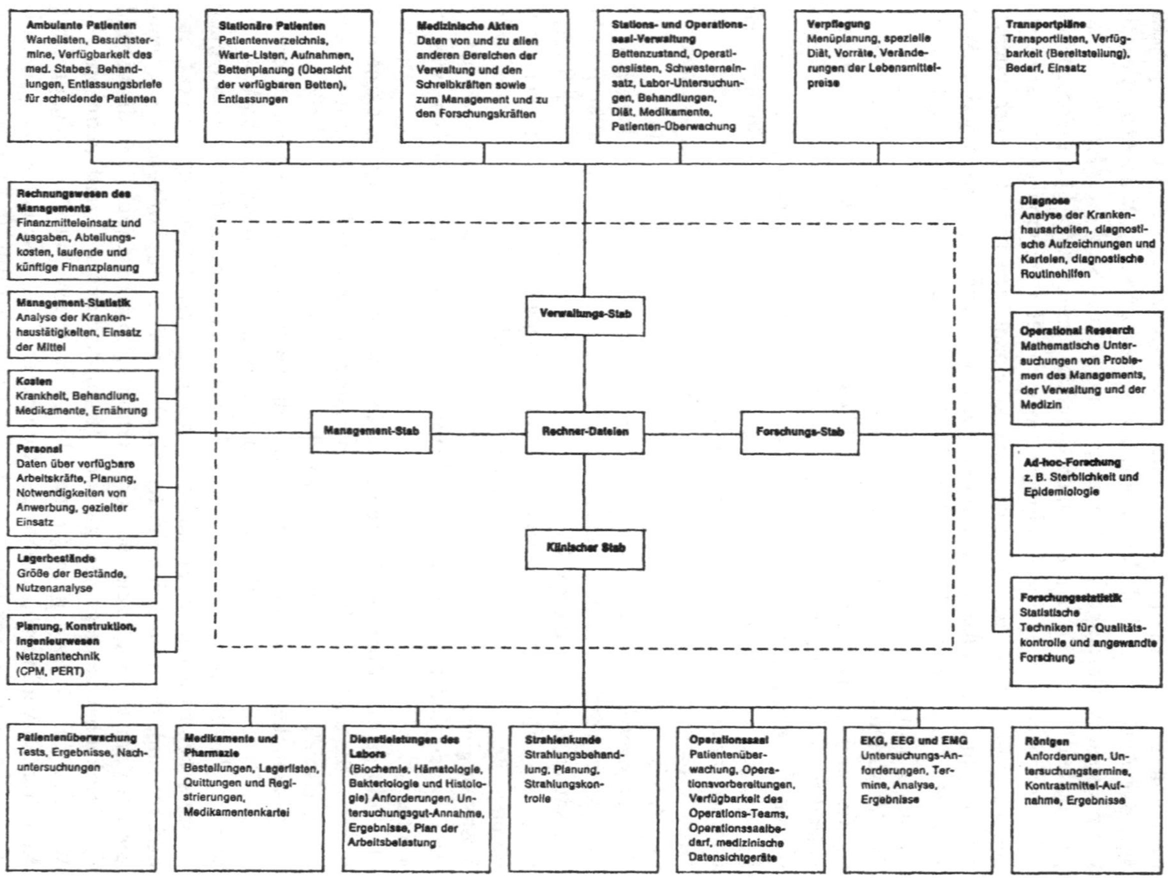

Tab. 3 Gesamtzusammenhang der informationsintensiven Aktivitäten im klinischen Bereich

Experimentieren verwendet zu werden. Allerdings zeigen sich teils beträchtliche Schwierigkeiten, den Computer in medizinischen Bereichen einzusetzen. Einerseits ist der Computer in der Medizin ein technologisch junges und sich fortwährend änderndes Anwendungsgebiet und ein teures Unterfangen, wie viele Krankenhäuser bereits entdeckt haben. Andererseits werden sich echte Vorteile nur dann einstellen, wenn die Mediziner sich exakt auf die wahre Herausforderung der Medizin konzentrieren.

Fortschrittliche Mediziner haben oft einfallsreiche Forschungsobjekte im Gesundheitswesen vorgeschlagen. Ihre Thesen entspringen einer völlig neuen Betrachtungsweise, ohne die das *Gesundheitsmanagement* auf allen Gebieten ein noch größeres Problem zu werden verspricht. Dazu werden Angaben benötigt, was Krankenversorgung, Methodik und auch die Länge und Art der Versorgung betrifft. Die Anwendung statistischer und mathematischer Methoden in Verbindung mit elektronischen Rechenanlagen im Gesundheitsdienst, wie sie in der Industrie längst angewendet werden, ist schon lange überfällig.

Die Forschung sollte dahin zielen, Computeranwendung der medizinischen Praxis anzupassen, um den Mediziner von der Last zu befreien, Krankenakten zu führen, Formulare auszufüllen, ständig seine Zeit damit zu verbringen, seine Gegenwart durch Haushaltungstätigkeiten zu dokumentieren, die ihm weniger Zeit für die direkte Patientenversorgung übrig lassen. Der Ruf nach mehr Leistungsfähigkeit in der medizinischen Praxis sollte in breiten Anwendungsgesichtspunkten seine Rechtfertigung finden. Ärzte neigen dazu, unnötige Doppelarbeit zu leisten, wenn sie nicht wissen, daß die Information sich schon anderswo befindet. Schon der Mangel an Koordination macht mehr Hilfe nötig, damit der Arzt seine Pflichten erledigen kann. Dies läßt das Personal anwachsen, und – wie der Teufelskreis nun einmal ist – die Personalanforderungen schlagen zurück auf die erschöpften öffentlichen Mittel. Da die Ärzte außerdem mit zuviel Schreibarbeit belastet sind, sind medizinische Daten, die für Diagnose und Prognose wichtig sind, nur in geringem Umfang verfügbar. Das Wiederauffinden und die Analyse der einmal ermittelten Daten ist infolge der Unübersichtlichkeit zu zeitraubend, wenn nicht gar unmöglich.

Brauchbare Lösungen sind nicht eine Angelegenheit von mehr bedrucktem Papier. Der Anstoß, den verschiedene Bereiche der medizinischen Forschung während der vergangenen Dekade gegeben haben, übertrifft an Umfang die Veröffentlichungen von Ergebnissen in vielen anderen wissenschaftlichen Bereichen. In der Medizin ist es zu einer dramatischen Ausweitung von aufgezeichneten Daten gekommen. Und es ist wahrscheinlich nicht übertrieben, wenn man sagt, daß keiner genau weiß, wieviel es davon auf der Welt gibt, geschweige, daß jemand den Inhalt dieser Veröffentlichungen kennt. In der Medizin ist die Datenlawine ebenso weit verbreitet wie in der Industrie.

Professor *Grey Walter* vom *Burden Neurological Hospital, Stapleton* (England), klassifizierte das breite Feld Gesundheitsverwaltung, in das Computer mit Erfolg eingesetzt werden können, wie folgt:

1. Verwaltung
2. Krankenstatistiken
3. Datenanalyse

Der wichtigste Faktor in der Medizin ist allerdings die Zeit. Jedoch ist die medizinische Praxis das einzige Gebiet, auf dem man keine Zeit übrig hat. Dies betont den im Hintergrund liegenden entscheidenden Grund für den Einsatz von Rechenanlagen. Die brauchbare Erfassung, die Verarbeitung und das Wiederauffinden von klinischen Informationen und Laborinformationen kann eine außerordentliche Hilfe für den Arzt und das medizinische Hilfspersonal sein. Die geläufige Arbeit muß außerdem in wachsendem Maße mathematische Analysen, Computerwissenschaft und medizinische Elektronik als Hilfsmittel im Gesundheitswesen einbeziehen. Durchbrüche stellen sich nicht zufällig ein. Vieles von dem, was bereits in der Medizin, in der Krankenhausverwaltung und im *Gesundheitsmanagement* existiert, ist das Resultat individueller Bemühungen und nicht Teil eines geplanten Systems, das Komponenten integriert, um ein übergreifendes Ziel zu erreichen.
Zwar gibt es keinen Zweifel, daß sich die *überschätzte* Medizin hilfesuchend an die Technologie wenden muß, jedoch wird es Jahre dauern, bis sich die Dinge ändern. Um dem Praktiker dabei zu helfen, von den Daten bessere Entscheidungen zu erhalten, ist eine objektive Erfassung und Wiedergewinnung von Informationen erforderlich. Führende medizinische Wissenschaftler haben recht, wenn sie meinen, daß ohne ein Überdenken der Gründe, die den *Flaschenhalseffekt* in der Kommunikation hervorrufen, kein wirklich effektiver Einsatz von EDV-Anlagen in der Medizin möglich sein kann. Medizinische Analysen, Diagnosen und Prognosen basieren stark auf Kommunikationsbeziehungen. Die Geschicklichkeit eines Analytikers oder eines Diagnostikers wird stark bestimmt durch seine Fähigkeit, geschickte Fragen zu formulieren, um inhaltsreiche Informationen zu gewinnen. Dies trifft gleichermaßen für die ursprünglichen Daten zu wie für ihre Sammlung und Wiedergabe.
Der Arzt sollte seine *Hausarbeit*, was das Führen von Krankenakten und Karteien angeht, nicht nur für sich selbst erledigen, sondern auch für seinen Patienten, der sonst benachteiligt wird. Die Menschen, mit denen der Praktiker umgeht, wissen meistens sehr wenig vom Prozeß der Analyse und Diagnose. Der medizinische Wissenschaftler sollte die Fähigkeit besitzen, sein Wissen, das auf der erhaltenen Information basiert, ständig zu überarbeiten. Weil er die Daten so wegspeichern muß, daß er jederzeit wieder an sie heran kann, sollte er ein gutes Verständnis für die Arbeitsweise elektronischer Datenverarbeitungsanlagen haben. Das Zögern, sich mit diesen Dingen vertraut zu machen, ist eine grundlegende Strukturschwäche des Gesundheitsdienstes. Ohne jemandem zu nahe treten zu wollen, muß hinzugefügt werden, daß das, was im Augenblick auf der medizinischen Seite der Datenerfassung und der Datenwiedergewinnung gemacht wird, eine falsche Anwendung der Mittel ist. Viel

zu häufig müssen Ärzte Prüfungs- und Sortierarbeiten leisten. Verständlicherweise haben sie dies nicht während ihres Studiums erlernt, außerdem passen diese Arbeiten auch nicht zu den Aufgaben, die sie zu erledigen haben. Mechanische Arbeiten können von Computern ausgeführt werden, obendrein schneller und genauer!
Die wachsende Bürde der Krankenversorgung verlangt nach Pragmatikern, die den Mut aufbringen und die Phantasie haben anzuerkennen, daß es eine Katastrophe in der medizinischen Kommunikation geben wird, wenn jetzt nicht eine genaue Überprüfung stattfindet. Statistiken zeigen, daß Kommunikationskatastrophen in der Medizin gewöhnlich nur zu einem Viertel naturbedingte Unglücke und zu drei Viertel vom Menschen hervorgerufen sind. Der Vorschlag, einen genauen und prüfenden Blick zu tun, der alle existierenden Kommunikationsparameter einbezieht, beinhaltet, daß die Praktiker endlich damit beginnen müssen, die Gesundheitsverwaltung vom rationalen Standort des *medizinischen Stabes* her zu sehen. Nur ein systematischer, prüfender Blick, der mit der richtigen Weite und dem entsprechenden Vorstellungsvermögen getan wird, kann zugunsten der Medizin arbeiten.

2.5. Statische und dynamische Betrachtungsweise der medizinischen Informationsverarbeitung

Es ist daher kein Wunder, daß man sich zum gegenwärtigen Zeitpunkt auf die Ausbildung und die Verfügbarkeit von qualifiziertem Personal konzentrieren sollte, damit den Anforderungen auf dem stark erweiterten Feld des *Gesundheitsmanagements* auf richtige Weise entsprochen werden kann. Um so mehr, da der medizinische Krankenhauskomplex, immer häufiger als »die Krankenversorgungsindustrie« bezeichnet, eine der am schnellsten wachsenden und expansivsten Industrien sein wird. Es gibt Schätzungen, wonach in der Krankenversorgung das Verhältnis von Ärzten zu halbmedizinischem und Hilfspersonal grob geschätzt 1 zu 11 beträgt. In dem Krankenhaussystem von Großbritannien entfallen auf jeden ausgebildeten Arzt rund zwei Schwestern. Faßt man den Begriff »Krankenversorgungsindustrie« noch weiter, dann gehören nicht nur jene Personen dazu, die direkt mit der Krankenversorgung beschäftigt sind, sondern auch jene größere Zahl, die in der Entwicklung, der Herstellung und der Verteilung von pharmazeutischen Erzeugnissen tätig sind.
Wenn elektronische Systeme benutzt werden sollen, um den Patienten zu beobachten, seine Funktionen zu kontrollieren und zu überwachen, dann muß dazu die medizinische Ausbildung nicht nur EDV-Grundlagen-Kenntnisse, sondern auch Mathematik umfassen. Kliniker, Schwestern und Laboranten sollten dazu gebracht werden, anders zu sehen, zu fühlen und zu handeln. Einige frühe, wenn auch schüchterne Schritte werden in dieser Richtung bereits unternommen. Das *Rigs Krankenhaus* in *Kopenhagen* stellte einen Elektronikingenieur

in seiner kardiologischen Abteilung ein, und integriert damit seine Erfahrungen mit denen der Ärzte, um ein auf den menschlichen Organismus anwendbares Kontrollsystem zu entwickeln. Das gleiche Krankenhaus fängt damit an, einige seiner Ärzte in Mathematik weiterzubilden, um sie in die Lage zu versetzen, Modelle des menschlichen Organismus zu entwickeln. Dies sind kühne Schritte, die die althergebrachten Vorstellungen und Praktiken angreifen.

Während die meisten führenden Autoritäten in der Medizin es als grundlegend betrachten, daß die Ärzte eine Ausbildung auf dem Gebiet der Datenverarbeitung erhalten, betonen andere umfassend die Notwendigkeit, daß nicht nur die Ärzte, sondern auch große Teile der Bevölkerung hierin ausgebildet werden müssen. Die Notwendigkeit für allgemeine Forschung in diesem Bereich ist gleichermaßen offensichtlich, wenn die Krankenversorgung ihre selbst erstellten Schranken durchbrechen will. Der Unterschied zwischen einer *statischen* und einer *dynamischen* Betrachtungsweise wird im folgenden dargestellt.

Statisch:
- Medizinische Krankenakten und Praktiken, die sich auf statische Beobachtungen stützen
- Ärzte, die es aufgrund von Lehre und Praxis gewohnt sind, von Krankheiten anzunehmen, daß sie zu einem Zeitpunkt »X« beginnen
- Ärzte – an statische Betrachtungsweisen gewöhnt – benutzen zu wenig Hintergrundinformation, und wenn, dann tun sie dies in einer ziemlich primitiven Weise.

Einige Mediziner meinen, die statische Betrachtungsweise habe gute Ergebnisse gebracht, wie die langen Jahrhunderte, in denen sie angewandt wurde, gezeigt haben. Die Antwort darauf ist natürlich, daß die Zeit für einen Wandel reif ist.

Wir erkennen allmählich, daß die meisten Krankheiten eine Sache von Langzeitbedingungen sind. Dies wiederum heißt, daß eine der Sache innewohnende Gefahr in der heutigen Behandlung medizinischer Daten liegt. Stützt man sich allzusehr auf ein künstliches System, so führt dies oft zu Absurditäten.

Dynamisch:
- Eine klinische Tätigkeit, die in der Lage ist, Zustände zu untersuchen, während sie entstehen, und dies in einer genauen, rechtzeitigen und entscheidungsorientierten Art
- Medizinische Prognose und Diagnose, die eine gute historische Entwicklung als eine Funktion der Zeit betont, die auf einen angemessenen Hintergrund für eine medizinische Vorhersage reflektiert
- Eine medizinische Praxis, die in der Lage ist, Daten auszuwerten, um Weiterentwicklungen zu ermöglichen. Denn die Computer können die Ärzte in die Lage versetzen, auf Vorhersage begründete Behandlungen abzuschätzen,

mit neuen Medikamenten zu experimentieren und die Hypothese in bezug auf die Ergebnisse zu testen, die bei durchgeführten Behandlungen erzielt wurden
- Die Fähigkeit, Zustände zu untersuchen, die zum Zeitpunkt der Betrachtung noch nicht als Krankheiten angesehen werden. Die Fähigkeit, viele Daten zu sammeln, sie zu durchleuchten und sicherzustellen, daß auch mögliche chronische Krankheiten richtig erkannt werden (Chronische Krankheiten werden oft durch die Wirkungen von akuten Krankheiten verdeckt).

Jeder Arzt weiß, daß er sich bei jeder Entscheidung, die er in seiner Diagnose, Prognose oder Behandlungswahl trifft, irren kann. Kann der Computer helfen, die Anzahl und die Bedeutung dieser Fehlentscheidungen zu verringern?

Lange Zeit war man sich über die Funktionen und Fähigkeiten, die ein Computer in der Medizin ausüben könnte, nicht im klaren. Dies gilt besonders für den Bereich der Diagnose. Bei der Behandlung dieses Problembereichs lagen Skepsis und Euphorie von Anfang an nahe beieinander. Nun, da man genügend Erfahrung in der experimentellen und teilweise schon routinemäßigen Anwendung von EDV-Systemen in der Medizin besitzt, läßt sich auch der diagnostische Bereich unter Computeranwendung kritisch untersuchen.

Eine sorgfältige Betrachtung dieses Komplexes ist daher notwendig, da viele umsichtige Ärzte vor den Kopf gestoßen worden sind durch übertriebene und mißverstandene Behauptungen darüber, was ein Computer leisten kann und was nicht. Übertreibungen gleich welcher Art tun den realen Einsatzmöglichkeiten der Computer in der medizinischen Praxis und Forschung Abbruch. Ein anderer Grund, warum die diagnostischen Fragen genau untersucht werden sollten, ist der, daß dies ein Gebiet sein könnte, auf dem mathematische und datenverarbeitungsspezifische Analyse die Fähigkeit des Arztes fördern kann, Krankheiten eher und genauer zu erkennen.

Die eigentliche Betonung liegt hierbei darauf, daß im medizinischen Bereich die Naturwissenschaften stärkere Berücksichtigung finden, ebenso Normung und Standardisierung der Begriffe und Methoden. Dies ist wichtig, da die medizinische Tätigkeit auch z. B. in der Diagnose einen ganzen Bereich von Anschauungen und Gewohnheiten einschließt, die das Produkt einer jahrelangen Entwicklung sind.

Bei dem eigentlichen Prozeß der Diagnosefindung hat der Arzt zuletzt die Auswahl aus einer relativ geringen Anzahl von bestimmten Alternativen, die die zutreffende Diagnose enthalten oder nicht. Manchmal deutet eine auffallende Kombination von Anzeichen und Symptomen in eine bestimmte Richtung. Der Arzt braucht jedoch mit einer solchen Kombination nicht vertraut zu sein. Bei neuen Krankheiten oder jenen, die fast ausgerottet sind, ist dies gar nicht so unrealistisch. Hier könnte der Computer mit Referenzlisten dienen.

Oder er ließe sich in wirtschaftlicher Weise dazu benutzen, ständig auf dem neuesten Stand befindliche Anzeichen- und Symptom-Atlanten und Indexregister zu produzieren.
Hierin liegt eine große Bedeutung, denn derartige diagnostische Hilfen und Tests führen im wesentlichen zu genau definierten Untersuchungen, deren Ergebnisse dem Arzt sehr wohl bei seiner Entscheidung helfen können. Ein wichtiges, vielzitiertes Beispiel dafür sind die Analyse und das Sichtbarmachen von Tumoren und weichen Geweben durch radioisotopische Abtastung. Die Miniaturschalttechnik hat eine ganze Reihe von ähnlichen diagnostischen Tests möglich gemacht, zumindest potentiell. Ultraminiaturisierte Sensoren lassen sich in die verschiedensten Teile des menschlichen Körpers einpflanzen. Von dort senden sie Informationen, die ein Computer entschlüsselt und dem Arzt in einer verständlichen Form darbietet. Ein weiteres Anwendungsgebiet der computerunterstützten Diagnose liegt u. a. in der Hilfestellung beim Erkennen von primären Knochentumoren, Schilddrüsenleiden und kongenitalen Herzkrankheiten.
Die Forschung auf dem Gebiet der Logik, die hinter dem diagnostischen Prozeß steht, läßt sich in zwei Teile des datenverarbeitungstechnischen Entscheidungsprozesses zerlegen:

Der Computer versucht, möglichst gute diagnostische Arbeit zu liefern, während die Forschung über den diagnostischen Prozeß dahin zielt, zu verstehen, was der Diagnostiker erreichen kann.

Diese beiden Teilgebiete ergänzen sich gegenseitig, da die Erforschung des funktionalen Zusammenhanges zwischen Prädikatoren *(Anzeichen und Symptome)* und Krankheitskriterien *(Diagnose)* in einer diagnostischen Computeruntersuchung Kriterien für bessere Diagnosemethoden liefern kann.
Die Chancen, daß die computerunterstützte medizinische Diagnose aus dem Experimentierstadium herauskommt, sind gut, besonders dann, wenn die Mediziner bereit sind, neue Technologien auf Kosten überalterter Praktiken einzuführen. Während erfahrene Systemanalytiker den Spitzenkräften der Medizin zur Seite stehen können, sollte man sie in ihrer Arbeit aber nicht ganz allein lassen.

2.6. Aufgaben des Computers im klinischen Bereich

Einige Mediziner behaupten, es sei gleichgültig, ob man einen Computer habe, der die für ein *dynamisches* Vorgehen erforderlichen Daten verarbeiten kann. Systemspezialisten sehen dies anders. Sie versuchen in der Problemanalyse durch eigene intensive Studien und Befragungen der betreffenden medizinischen Spezialisten die gestellte Aufgabe zu lösen, indem die vielen Daten durch den

Computer aussagefähig aufbereitet und für den Mediziner zu konkreten Informationen verdichtet werden. Zweifelsohne ist ein Computer einem Arzt in seiner *Urteilsfähigkeit* weit unterlegen. Doch der Mediziner darf bei steigender Automatisierung und verstärktem Computereinsatz im klinischen Bereich erwarten, daß sich das medizinische Wissen nun in einer viel stärkeren *Infrastruktur* entwickeln wird. In dieser Weise bietet die Medizin ein besonders fruchtbares Feld für experimentelle Arbeit, da sich hier so viele Parameter verschiedenster Herkunft kreuzen.

Gerade die Gesundheitsverwaltung steht einem starken Verlangen nach weitreichenden Veränderungen gegenüber, da die Ärzte, Schwestern und technischen Assistenten ihren eigenen beruflichen Horizont als äußerst antiquiert und reichlich unpraktisch empfinden. Menschen sind auch hier das Wichtigste, daher müssen Organisationen und Berufsstände, die einen Stab fortschrittlich ausgebildeter Leute zur Verfügung haben, zwangsläufig besser vorankommen, als jene, die sich mit durchschnittlichen und schlecht ausgebildeten Mitarbeitern abmühen müssen. Dies gilt gleichermaßen für alle Wissenschaftler, für Ärzte genauso wie für Ingenieure, Manager oder Hilfspersonal. Die Krankenversorgung verlangt wie jede andere anspruchsvolle Tätigkeit nach Köpfen, die planen können mit einem Blick für weitreichende Wirkungen. Pragmatisches Denken ist an bestimmten Stellen oft als ketzerisch abgetan worden; aber wenn die neuen Bereiche medizinischer Wissenschaft von steigender Bedeutung sein sollen, dann werden sich solche Anschuldigungen nicht lange aufrechterhalten lassen.

Nach diesen Betrachtungen folgt eine kurze Beschreibung hauptsächlicher Anwendungsbereiche des Computers in der Medizin. Die Liste erhebt keinen Anspruch auf Vollständigkeit, sie ist jedoch bezeichnend, da die aufgeführten Punkte weitgehend als Basis für weitere erfolgversprechende Untersuchungen anzusehen sind. Bislang war zudem noch kein Computer in der Medizin mit so globaler Aufgabenstellung und -bearbeitung eingesetzt worden, daß er die Krankenhausversorgung verbessert oder die Personalkosten im medizinischen Bereich verringert hätte.

Statistische Analyse

Systemanalyse und ihre Wirkung können angemessen beurteilt werden, wenn man in Betracht zieht, daß sich bei jeder medizinischen Diagnose, Behandlung oder Prognose zu viele, teils unbekannte Parameter in alle möglichen Richtungen bewegen können. Aus diesem Grund werden die Ärzte müde, verärgert, besorgt oder sie sind einfach nicht in der Lage, die Einzelheiten zu verstehen. Kann eine elektronische Rechenanlage helfen, diese Parameter zu kontrollieren?

Die Antwort lautet *ja*, vorausgesetzt daß der Kliniker sich bemüht, die Parameter so zu definieren, daß sie in dem zu untersuchenden Fall *standardisiert* anwendbar sind. Ist dies in geeigneter Weise getan, hat die Aufgabe der Datensammlung Vorrang. Erst wenn die Information statistisch signifikant vorliegt, läßt sich die Entscheidung über ein weiteres experimentelles Vorgehen treffen.

Computerunterstützte Diagnose
Die computerorientierte diagnostische Tätigkeit beruht auf einem vollständigen Überdenken des medizinischen Diagnosevorgangs. Kann der Computer dem Kliniker dabei helfen?
In wenigstens einem Fall, der sich auf einen Test über Herzkrankheiten bezieht, hat sich gezeigt, daß unter bestimmten Bedingungen der Computer in der Diagnose mehr leisten kann als der Kliniker. Hierfür liegen eindrucksvolle Hinweise vor. Sie überzeugen aber nur dann, wenn entsprechende Experimente eindeutige Ergebnisse liefern. Dies ist auch der Grund, warum Forschungsprojekte in der Medizin ein Doppelziel haben sollten:

a) das technologische Projekt selbst
b) eine Leistungsfunktion, die während eines gewissen Zeitraums in der Lage ist, das Projekt zu überprüfen.

Diese Forderung ist um so wichtiger, da es noch nicht ganz sicher ist, was EDV-Systeme im größeren Rahmen erreichen können. Bei stetiger Beobachtung können Projekte der genannten Art eine neue Ära in der Patientenversorgung einleiten. Die bloße Tatsache, daß diese Aspekte weder die gebührende Beachtung noch die finanzielle Unterstützung erfahren haben, zeigt, wie eng der Spielraum heutzutage für ernsthafte Bemühungen auf dem medizinischen Gebiet ist.

Entscheidungstheorie
Die Verwendung der Entscheidungstheorie und der Mathematik in der medizinischen Diagnose und Prognose versprechen in den kommenden Jahren eines der Hauptthemen zu werden. Welche Art von weiterentwickelten statistischen Methoden ließe sich in der Medizin verwenden? Kann man eine medizinorientierte Mathematik entwickeln? Worauf sollte die Forschung ausgerichtet werden? Viele Ärzte erwähnen die Mathematik nur deshalb, um zu betonen, wie wichtig es ist, sie zu vermeiden. Kann man Krankheiten so unterteilen, daß als letztes unteilbares Element *ja/nein*-Antworten übrig bleiben, um damit einen Entscheidungsbaum zu errichten? Wie soll unterteilt werden?
Diese Fragen haben einen auf Tatsachen beruhenden, beweisbaren Hintergrund. Forscher haben gezeigt, daß Wahrscheinlichkeiten in Abhängigkeit von verschiedenen Faktoren bei der Diagnose ganz bedeutend sein können. Derartige Wahrscheinlichkeitsaussagen tragen viel dazu bei, sicherzustellen, daß die stochastische Art medizinischer Entscheidungen nicht verletzt wird. Indem der Kliniker seinen die Entscheidung hervorrufenden Prozeß in die Form eines Algorithmus kleidet, muß er nach logischen Gesetzmäßigkeiten die einzelnen

Faktoren seines zu lösenden Problems ordnen. Aber das heißt nicht notwendigerweise, daß *ja/nein*-Antworten gegeben werden können.
Viele der größten Schlachten auf dem Felde der Wissenschaften werden im letzten Augenblick gewonnen oder verloren. Und die Schlacht der Mathematik in der Medizin beginnt gerade erst. Daher haben bereits viele medizinische Fakultäten das Studium in den Fächern Statistik, Computerprogrammierung und angewandte Mathematik zur Ergänzung der experimentellen Medizin vorgeschrieben oder planen ihre Einführung. Aber es würde einen falschen Eindruck erwecken, wollte man sagen, daß dies einer völligen Annahme der Prinzipien der Entscheidungstheorie gleichkäme.
Ohne Zweifel ist es richtig, ein Team aus Wissenschaftlern mit Kenntnissen und Erfahrungen in der medizinischen und krankenhausspezifischen Tätigkeit sowie in Mathematik und Computertechnik zu bilden. Ungeachtet der Fähigkeiten, mit denen ein Systemanalytiker seine Arbeit ausübt, muß er auch die Sprache seiner Umgebung beherrschen. Zwar gibt es sogar Modelle, völlig außer Kontrolle geratene Prozesse, z. B. den Krebs, zu beherrschen, aber es dürfte entschieden schwieriger sein, Wege zu finden, auf denen die Mathematik und die Computertechnik bei der täglichen klinischen Routine helfen können. Denn dies ist *On-line-Kontrolle*, und ihre Schwierigkeiten sind nur allzugut bekannt.

Klinische Diagnose der Todesursachen

Dies scheint ein schlechtdurchdachtes und wenig erforschtes Gebiet in der Medizin zu sein. Irrtümlicherweise werden die Todesursachen oft mit einem Index aller Aufzeichnungen durcheinandergebracht, die man über alle Geburten, Todesfälle und fötale Todesfälle hat. Es handelt sich hier um einen Index, der für jede Aufzeichnung alle Informationen enthält, die man für die Ausstellung von amtlichen Bescheinigungen benötigt.
Eine Reihe kompetenter Ärzte meinen, daß die Menge der Irrtümer, die in eine postmortale Diagnose eingehen, derart groß ist, daß jede Art einer verläßlichen Fallanalyse unmöglich ist. Sie sind der Ansicht, daß Datensammlung, Datenübertragung, Datenverdichtung und die darauffolgende Datenwiedererlangung eines der schwierigsten Vorhaben bei Todesursachen ist.
Wenn überhaupt, ist der Tod nur sehr selten die Folge eines allein bestimmenden Faktors. Sehr häufig hat der Tod mehrere komplexe Ursachen, wobei eine Veränderung einer Reihe von Gesundheitsfaktoren die Schlüsselrolle spielt. Der Computer kann bei der Datengewinnung und Datenverdichtung in Analyse und Diagnose wesentliche Arbeit leisten.
Auf der klinischen Seite kann eine Vielfalt von Veränderlichen auf On-line-Art gemessen werden. Dazu gehören u. a. Blutdruck, Hauttemperatur, Körpertemperatur, Puls, Atmung, EKG, EEG, Herztöne und der Sauerstoffgehalt des Blutes. Solche an den Computer angeschlossenen Geräte sind sehr wichtig bei der Überwachung kritischer Patienten oder bei denen, die besonders anfällig

für plötzliche Veränderungen in ihrem Zustand sind. Integriert man die Informationen, die von den elektronischen Überwachungsgeräten kommen, mit den in der Datenbank gespeicherten Patientendaten, so ließe sich dadurch ein Einblick in den physischen Zustand gewinnen, der dem Kliniker bislang fehlt.

Taxonomie und multifaktorale Analyse

Taxonomie und multifaktorale Forschung sind zwei Gebiete, die in der Medizin weit zurückgeblieben sind. Computer können neue Ausblicke in diesen Bereichen eröffnen. Aber es bedarf kühner Projekte, dieses Forschungsgebiet in Gang zu bringen.

Ärzte aller Fachgebiete sind in ihren Aussagen bislang recht eingeschränkt, da eine Vielzahl von Faktoren bei jeder Diagnose zu berücksichtigen ist. Computer eröffnen die Möglichkeit, die Chancen zu verbessern, jedoch kann die Forschung immer noch in eine Sackgasse geraten. In diesem Zusammenhang muß die fehlende Kompatibilität und das Nichtvorhandensein einer einheitlichen Systematik erwähnt werden, die sich bei den verschiedenen Automationsvorhaben auf der ganzen Welt negativ bemerkbar machten. Dies verhindert im Grunde eine solide Faktoranalyse. Eine Analyse verlangt, daß Daten *quantifiziert* werden und damit Gegenstand quantitativer Vergleiche sein können. Leider muß die Medizin bei vielen Problemlösungen mit quantitativen Beschreibungen zufrieden sein. Die Medizin verlangt aber sowohl nach qualitativen als auch quantitativen Daten. Quantifizierung wird dort erleichtert, wo viele der klinischen Daten zahlenmäßig erfaßbar sind. Entsprechend können die meisten Laboratoriumsergebnisse in numerischer Form aufgezeichnet werden. Sie sind dann entweder vorhanden oder nicht. Andere Größen verändern sich stetig über einen gewissen Bereich. Aber die ausgewählten Kenngrößen müssen sich entweder durch ihre Veränderlichen in bezug auf ihre Eigenschaften unterscheiden, oder ihre Veränderlichen müssen sich gegenseitig ausschließen. Hierin liegen die Aufgaben, die größtenteils noch nicht in Angriff genommen wurden.

Im *Royal Free Hospital, London,* geht man das Problem der Systematisierung derart an, daß man alle wesentlichen Kennzeichen als äquivalent betrachtet, jedenfalls in der Anfangsphase. Dies ist notwendig, da keine Vorbewertung der Charakteristika erlaubt ist. Wegen des Fehlens irgendeines konsequenten, logischen Systems, um die verschiedenen Faktoren und Gewichte richtig zu setzen, scheint vorerst die *Gleich*gewichtung besser zu sein. Sogar die Vorauswahl, die man dadurch trifft, daß man Charakteristika als zur Sache gehörig betrachtet, ist zu einem gewissen Grade als Bewertungssystem anzusehen, da nur ganz bestimmte Charakteristika herangezogen werden und andere nicht.

Wenn im Zweifelsfall eine ideale Unterteilung einer Gruppe von verwandten Erkrankungen in ein Krankheitsbild nicht möglich ist, so läßt sich eine objektive Analyse oft durch Verwendung der Techniken *numerischer Taxonomie* erzielen. Eine große Anzahl von Patienten mit einer Gruppe von verwandten

Erkrankungen wird hergenommen, und man bestimmt so viele Charakteristika wie möglich. Dies ergibt ein breites Muster der Krankheit und verringert die Auswirkungen von Irrtümern in der Auswahl der Charakteristika. Beim Vergleich der Merkmale der einzelnen Personen drückt man die Beziehung zwischen den Charakteristika numerisch als Ähnlichkeitskoeffizient aus, der als Verhältnis zwischen der Anzahl der Charakteristika, die zwei Patienten gemeinsam aufweisen und der Anzahl, die nur bei einem Patienten auftreten, berechnet wird.

Eine Alternative dazu bietet die Einzelkopplung, bei der die Patienten, die die am meisten verwandten Kennzeichen aufweisen, zuerst zusammengefaßt werden. Nach und nach werden mehrere Mitglieder zur Gruppe zugelassen, indem man die Zulassungsbedingungen verringert. Bei diesen Bedingungen werden die grundlegenden Prinzipien, die die Basis für die mathematischen Experimente bilden, voll beachtet. Schon die Versuchsplanung ermöglicht es dem Forscher, auftretende Unterschiede zu klassifizieren. Die Unterschiede können Ergebnisse unterschiedlicher Behandlung sein, aber auch durch fehlerhaft durchgeführte Experimente hervorgerufen werden. Eine *Varianzanalyse* kann hierüber Auskunft geben. Man ist daran interessiert, Signifikanztests durchzuführen, um zu ermitteln, welcher Faktor oder welche Behandlungen wirklich die experimentellen Veränderlichen beeinflußt, während man gleichzeitig den experimentellen Fehler in Betracht zieht. Bei dem experimentellen Vorgehen liegt die Betonung darauf, Signifikanztests möglichst wirksam zu gestalten, und die Koeffizienten des resultierenden Modells auf eine vernünftige und unbeeinflußte Weise abzuschätzen. Dies wurde hauptsächlich deswegen nicht überall erreicht, weil die Mathematik in der Medizin oft falsche Anwendung fand.

Vorhersage in der Medizin

Vorhersagetechniken sind dem Geschäftsleben und der Industrie nicht fremd, und weil die Ergebnisse oft positiv gewesen sind, verwundert es nicht, daß die Medizin sich dazu entschloß, die Vorhersage in der Therapie anzuwenden. Die Vorhersage muß allerdings bei den Patienten mit wesentlich größeren Veränderungen rechnen, da vieles unvorhergesehen geschehen kann.

Abb. 8 zeigt die zwei Hauptgebiete der Computeranwendung, um Voraussicht und Einsicht zu erlangen: Wahrnehmung und Optimierung. Eine rationelle Betrachtungsweise ist erstens durch Erkenntnisvermögen und zweitens durch das Streben nach einem optimalen Kosten/Nutzen-Verhältnis gekennzeichnet.

Die Rolle des Computers bei diesem Prozeß wird durch Abb. 9 dargestellt. Dies ist eine Rolle des Schätzens, Optimierens und Formulierens. Schätzungen beruhen auf Datensammlungen, die von dem zu untersuchenden Prozeß gewonnen werden. Die beschriebenen Ergebnisse werden dem Prozeß wieder zugeführt, um seinen Verlauf zu beeinflussen.

Die Vorhersage für therapeutische Zwecke mittels Computer erfordert die Entwicklung von mathematischen Modellen der Organe und Organismen, an

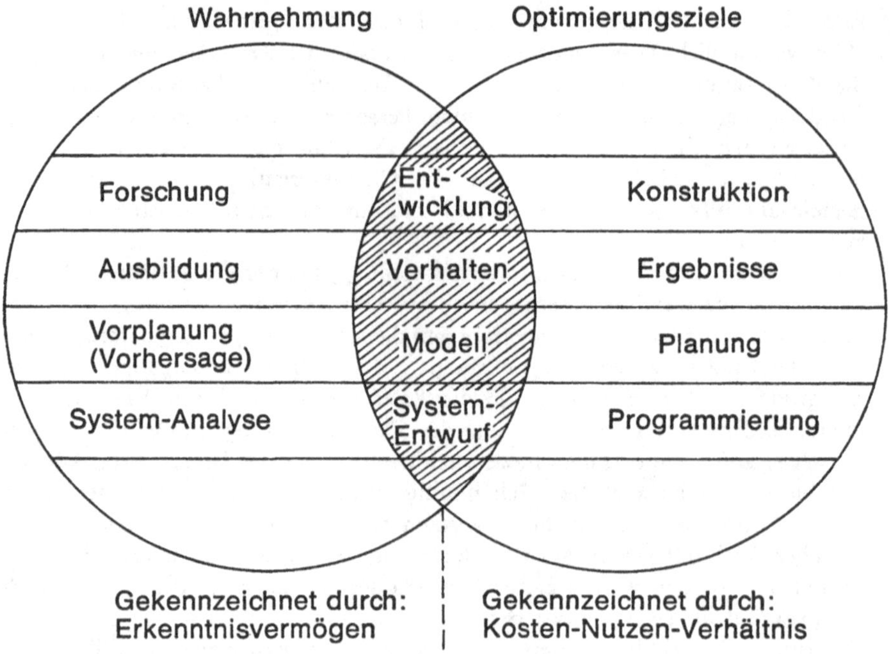

Abb. 8 Hauptgebiete der Computeranwendung

denen man die Krankheitstheorien testen kann und an denen man die Behandlung planen kann. Modelle werden auch für die Prüfung der Auswirkungen medikamentöser Behandlungen benötigt; einige sind zwar schon entstanden, aber es sind zu wenige, und sie sind zu weit verstreut.

Die Rolle des Computers hierbei ist vorgezeichnet. Weniger klar ist seine Größe. Unter einer gewissen minimalen Größe können Computer nicht wirkungsvoll im Gesundheitswesen mithelfen. Bei Laborexperimenten kommen die Ärzte teils mit recht kleinen Systemen aus, da sie sich genau auf ein einziges Objekt konzentrieren. Aber eine kleine Ausrüstung ist nicht sehr nützlich, wenn man das medizinische Vergangenheitsbild eines Menschen wiedergeben will, um so seinen zukünftigen Zustand vorauszusagen.

Viel Bedeutung ist dem Vorhersagewert beizumessen, der jedem Prozeß zu eigen ist. Vorhersagen über den wahrscheinlichen Erfolg oder Mißerfolg können dazu benutzt werden, die Wirksamkeit eines Programms zu verbessern. In der Industrie ist es üblich, Rohmaterialien nach Qualitätsnormen auszuwählen und sie einer Reihe von Verfahren zu unterwerfen, die sie fortschreitend in einer bestimmten Weise verändern, bis ein gewünschter Abschluß erreicht ist. Die analytische Logik, die hinter einer derartigen *Qualitätskontrolle* steht, ist auf die Medizin voll anwendbar, vorausgesetzt man kann die fehlende Verbindung zu einer methodischen Ganzheit herstellen.

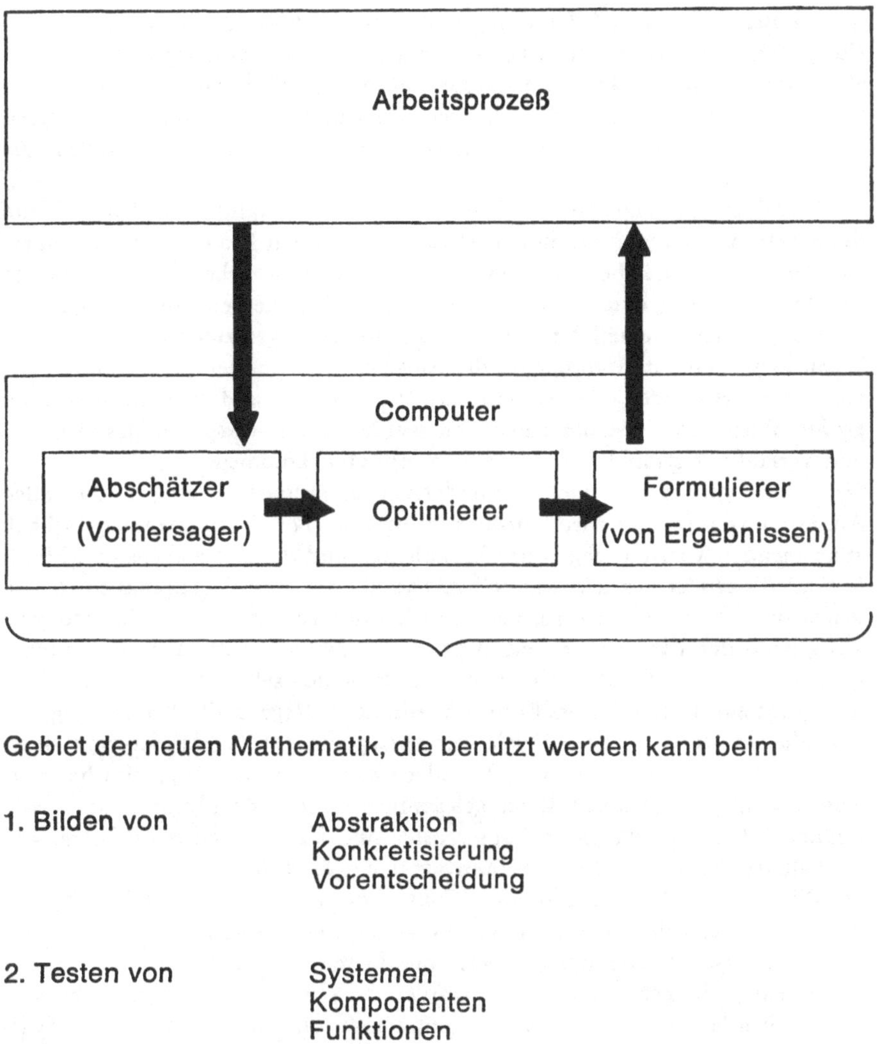

Abb. 9 Computergesteuerter Optimierungsprozeß

Dem Arzt, der manchmal gezwungen ist, aufgrund von unvollständigen und verstreuten Angaben die Entwicklung des Zustandes eines Patienten vorherzusagen, kann sehr wirkungsvoll geholfen werden, wenn man ihm einen Bericht über die Entwicklung des Krankheitszustandes zur Verfügung stellt. Dies muß ein analytischer Bericht sein, der alle Informationen, die über einen Patienten verfügbar sind, in einer Folge von Wahrscheinlichkeitsaussagen integriert, mit der der Patient festgesetzte Gesundheitsnormen erfüllt.

Medizinische Diagnose, Behandlung und Prognose brauchen mehr als nur den Computer. Intensive menschliche Bemühungen müssen vorausgehen, ehe man ein lebloses Gerät einsetzt. Die Entdeckung der grundlegenden Prinzipien von Kommunikation und Kontrolle in der Medizin ist notwendig, um unseren Einblick in die Art des Prozesses zu vertiefen, den wir meistern wollen: *die menschliche Gesundheit.*

Informationstechnologie ist mehr als nur ein beschönigender Ausdruck. Wenn der Einsatz von Computern in der Medizin und in den Krankenanstalten überhaupt einen Nutzen haben soll, dann muß ihm eine weitreichende Systemanalyse *(systems research)* vorausgehen. Dies schließt die Fähigkeit ein, vollständige Verarbeitungssysteme gemäß den spezifischen Anforderungen zu entwerfen.

Wenn man Computertechnologie für Aufzeichnen, Speichern und Analysieren von Daten anwendet, die während der Behandlung und Beobachtung einer großen Zahl von Patienten gewonnen werden, dann verspricht das, Ursache und Verlauf von Krankheiten unter Kontrolle zu bekommen.

Das Verlangen nach einer Gesundheitsinformationstechnologie, die allen Anforderungen gerecht wird, entsteht im wesentlichen durch die relativ schnell zunehmenden Veränderungen der Krankheiten und durch die ebenso wichtigen Veränderungen in der Medizin selbst. Die akuten Infektionskrankheiten, von denen der Patient entweder geheilt wurde oder an denen er starb, sind jetzt weitgehend den chronischen Leiden gewichen, die von vielen Faktoren abhängen, die sowohl in der Umwelt als auch im Patienten selbst ihre Ursache haben. Es besteht ein dringendes Bedürfnis danach, neue Wege in der Behandlung von Krankheiten zu beschreiten. Viele der therapeutischen Verfahren sind heute weitaus wirkungsvoller als vor zehn oder zwanzig Jahren. Aber dies hat zwei Seiten. Eine Wunderdroge kann gelegentlich andere Krankheiten und Mißbildungen hervorrufen, die weitaus ernster sind als jene, die es zu heilen gilt. Deshalb ist eine stetige Qualitätskontrolle unumgänglich.

Die Einführung des Thalidomids *(Contergan)* ist ein dramatisches Beispiel dafür, was geschehen kann, wenn ein wirksamer Bestandteil eines Medikaments allgemein Verwendung findet, ohne in seinen Auswirkungen bis in alle Einzelheiten hin genau untersucht worden zu sein. Einige leidige Nebenwirkungen werden zwar immer wieder auftauchen, aber ihre verheerenden Schäden sollten auf ein Minimum reduziert werden. Dazu muß man sorgfältige Methoden entwickeln, nach denen man diese Mittel an erfahrene Experimentatoren vergibt. Computer sind bestens dazu geeignet, Qualitätsverläufe zu beobachten. Qualitätsverläufe verlangen nach stetiger Aufzeichnung, Analyse, Planung und Konsequenzen. Obendrein helfen sie dem Arzt bei der Behandlung der laufenden Fälle. Dieser Zyklus ist ein gutes Beispiel für die Art der katalytischen Rolle, die der Computer spielen sollte.

Die Entwicklung von Methoden der Qualitätskontrolle kann durch drei Meilensteine charakterisiert werden. Erstens ist es eine Langzeitaufgabe, zweitens werden leistungsfähige EDV-Systeme zusammen mit mathematischen

Modellen und entsprechender Programmierung benötigt; drittens ist ein System von physiologischen, biochemischen und verhaltensorientierten Tests für jeden einzelnen Menschen erforderlich, der sich einem Gesundheits-Kontrollprogramm unterzieht.

Ein äußerst interessantes Ergebnis der Hirnforschung im Zusammenhang mit dem Einsatz von Computern zeigen die Untersuchungen von Professor *W. Grey Walter*. In seiner CNV-Studie *(Contingent Negative Variation)* stellen *Walter* und seine Mitarbeiter hauptsächlich die andauernde Potentialveränderung der Vorderhirnrinde dar. Diese Forscher sind der Ansicht, daß heftige Erregung, Beängstigung, das Gefühl von Zwang oder des Beobachtetwerdens und Unsicherheit dazu geeignet sind, die CNV zu vermindern, während Konzentration, Sicherheit und Ermunterung und bei einigen Menschen auch der sportliche Wettkampf die CNV vergrößern. Bei chronischen Angstzuständen entwickelt sich die CNV langsam und ungleichmäßig. Sie erreicht selten die durchschnittliche Amplitude normaler Personen. Bei einigen Patienten, so bei kleinen Kindern, kann die CNV durch verbale Beruhigung und Ermunterung, wenigstens für eine gewisse Zeit, vergrößert werden. Darüberhinaus sind die anomalen Auswirkungen bei Unsicherheit und Verwirrung gewöhnlich verblüffend.

Bei normalen Versuchspersonen erholt sich die Abschwächung der CNV, die durch unbestimmte partielle Verstärkung hervorgerufen wurde, vollständig nach fünf bis sechs Versuchen, die mit normaler Verstärkung durchgeführt werden, manchmal mit einem Überschwingen in Richtung höherer Amplitude. Bei verstörten Patienten genügen oft drei bis vier unverstärkte Versuche, um jegliche CNV zum Erlöschen zu bringen. Es kann geschehen, daß die Kurve sich nie wieder erholt, sogar nach zahlreichen, unzweideutigen Darbietungen nicht. Wenn das Vertrauen erst einmal verloren wurde, kann es nicht wiederhergestellt werden. In ähnlicher Weise unterdrückt eine Verwirrung, die durch einander störende Signale hervorgerufen wird, die CNV vollständig bei furchtsamen Patienten, während die CNV bei normalen Personen selten hierdurch beeinflußt wird.

Abb. 10 zeigt ein vom Computer verarbeitetes CNV (Original, Inversion und Integral). Den Aussagen der Forscher zufolge war es leicht, die Standardversuche wie Verwirrung oder Auslöschung durch Zurückziehen der befehlenden Zeichen und auch Unbestimmtheit durch Auslegung von unverstärkten Zeichen zu wiederholen. Dieselben Ergebnisse ließen sich durch direkte Verbindungen wie mit Radiotelemetrie erzielen. Alles zusammen bietet einen hoffnungsvollen, aber noch nicht routinemäßig gangbaren Weg zur Untersuchung von Gehirn und Gedächtnis.

Alick Elithorn, der mit der gleichen Art von Computerausrüstung arbeitete, nahm das Problem in Angriff, das Ausmaß und die Art von Gehirnschäden festzustellen. Die mehr klassischen psychologischen Methoden befassen sich mit der Analyse der Auswirkungen, die ein solcher Schaden auf die verschiedenen menschlichen Fähigkeiten hat. *Elithorn* und seine Mitarbeiter befaßten

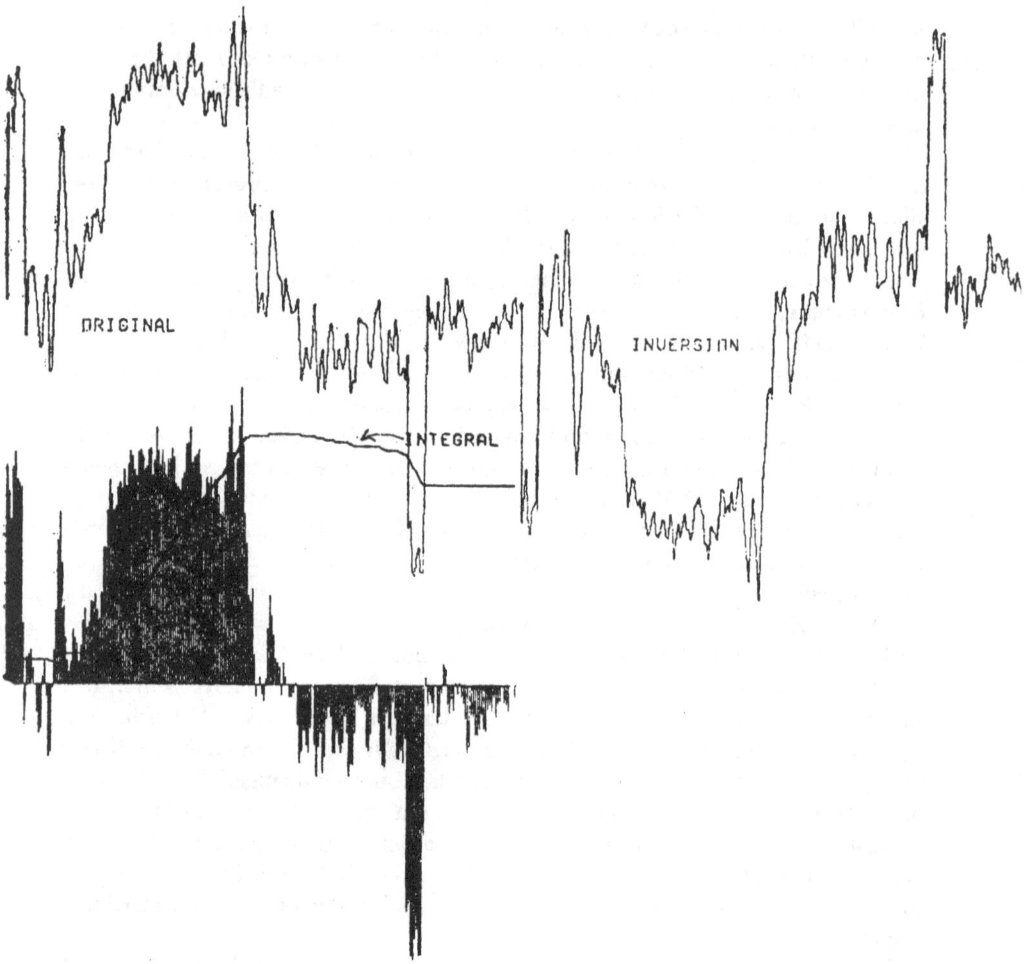

Abb. 10 Darstellung einer CNV-Kurve

sich mit den Ergebnissen von 27 klinischen psychologischen Tests, die an 96 Patienten mit Hirnrindenschäden und 100 Kontrollpersonen ausgeführt wurden.

Zu Entscheidungsproblemen sagt *Elithorn:*

»Ob es ein größerer Fehler ist, normale und anormale Versuchspersonen falsch zu identifizieren, hängt von der Situation ab, und es ist üblich, Programme, die der Unterscheidung dienen sollen, nach der Rate prozentualer Fehlentscheidungen zu bewerten. In diesem Fall ergab sich ein optimaler Schnittpunkt

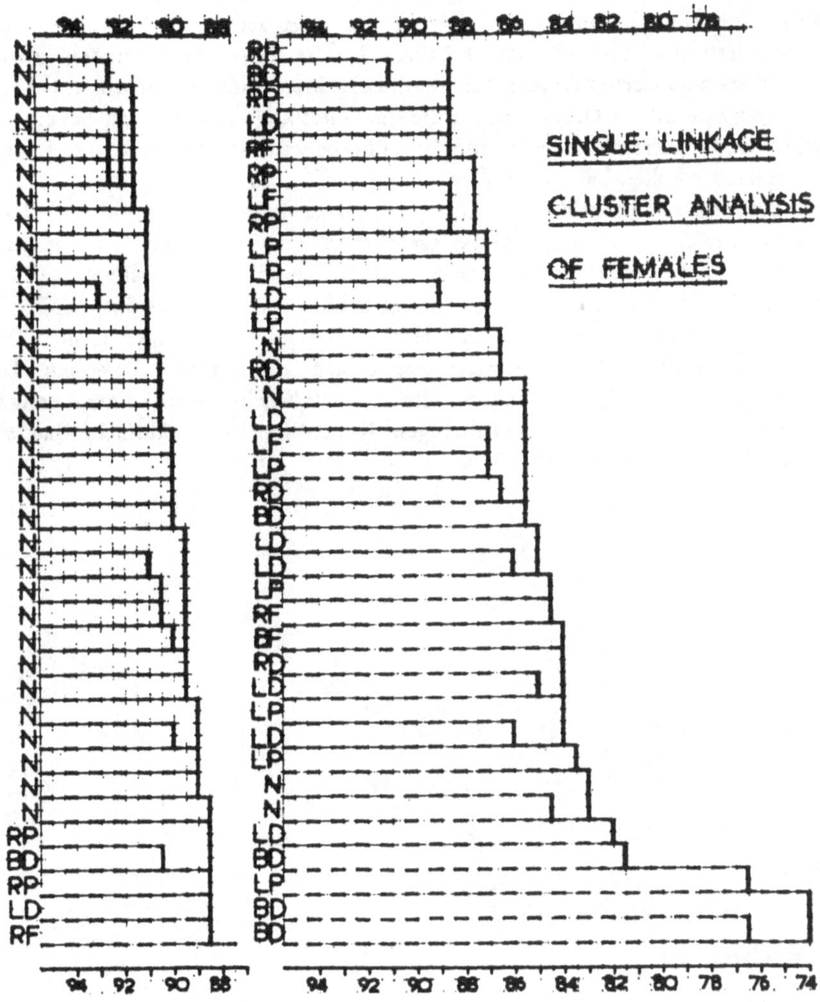

N = control, R = right,
L = left, B = bilateral,
F = frontal, P = post-
rolandic, D = diffuse

Abb. 11 Einzelkopplung bei einer Gruppenanalyse weiblicher Personen

von 20 % Falscheinstufungen bei Gehirnschäden und 8 % Fehleinschätzungen bei normalen Personen. Das ist eine durchschnittliche Falscheinstufung von 14 %. Eine ähnliche unterscheidende Analyse, bei der es um Schäden an den Gehirnseiten ging, identifizierte 86 % von linksseitigen Gehirnschäden korrekt und 78 % von rechtsseitigen Schäden, bei einer durchschnittlichen Fehleinschätzung von 18 %. Diese Zahlen, die die Unterscheidung, die mit neuen Versuchspersonen erreicht würde, ernstlich überbewerten, sind nun einmal nicht sehr zufriedenstellend.«

Die Ergebnisse von *Elithorns* Gruppenanalyse gibt Abb. 11 wieder. Diese Analyse bietet – wenn auch die weiblichen Personen hier eine getrennte Gruppe bilden – eine bessere Unterscheidung zwischen Kontrollpersonen und Personen mit Gehirnschäden. Die mittlere Fehleinschätzung beträgt hier 7,1 %. Dies wird im wesentlichen dadurch erreicht, daß die gehirngeschädigten Patienten eine größere Schwankungsbreite zeigen als normale Personen. Dies ist eine gekoppelte Gruppenanalyse, die zeigt, daß gehirngeschädigte Versuchspersonen dazu neigen, einer beliebigen Kontrollperson unähnlicher zu sein als normale Personen untereinander.

3. Systembetrachtung zur medizinischen Entscheidungsfindung

Wie man sieht, ist Diagnose eine Sache der Wahrscheinlichkeit, wenn man das Schicksal eines Patienten bis in die Leichenhalle verfolgt. Prognose ist ebenso eine Angelegenheit der Wahrscheinlichkeit, wobei sich die Behandlung auf ein Wahrscheinlichkeitsurteil stützt. Es ist keine Koinzidenz, daß viele das *Bayes'* sche Theorem für Wahrscheinlichkeiten als ein ausgezeichnetes Modell zur medizinischen Diagnoseunterstützung ansehen. Bedingte Wahrscheinlichkeiten sind zum Beispiel bei der Diagnose angeborener Herzkrankheiten erfolgreich angewandt worden.

Es wurde u. a. ein Programm entwickelt, bei dem die 75 häufigsten Krankheiten, die sogar Medizinstudenten in den ersten Semestern sogleich erkennen, in einen Computer eingegeben wurden. Jeder Medizinstudent war nun mit dem Computer in der Lage, die Krankheit eindeutig zu erkennen, indem er unter 350 verschiedenen, zu beantwortenden Fragen, einschließlich Laboratoriumsuntersuchungen und Röntgenbefunde auswählen konnte. Die Rolle einer Rechenanlage, den Arzt in die Lage zu versetzen, die richtige Diagnose zu finden, sollte die Bewertung finden, die sie verdient. Auch ist es wichtig, die auf uns zukommenden Herausforderungen im rechten Maße zu würdigen. Alle im Beruf stehenden Menschen befinden sich heute in einem langen Ausbildungsprozeß. Und während man derzeit noch weit davon entfernt ist, Computern bei medizinischer Diagnose, Behandlung und Prognose zu trauen, ist der medizinische Praktiker selbst nicht fehlerfrei. Zum Beispiel stellten sich in einem großen Krankenhaus 40 von 200 Diagnosen von Herzkranzerkrankungen als unrichtig heraus. Wegen seiner vielen Vorzüge, die besonders in der großen Speicherkapazität und ungeheuren Schnelligkeit liegen, ist der Computer äußerst hilfreich in der medizinischen Arbeit; *ein Kandidat, der auf die Herausforderung wartet.*

3.1. Vorgehensweise und Methodik

Die Grundlagen computerunterstützter Diagnose und Behandlung beruhen auf einer *Datenbank*, die das medizinische Wissen enthält, das für die medizinische Problemstellung wichtig ist. Im Verlauf eines Diagnoseprozesses werden die Daten des Patienten mit dem gespeicherten Wissen verglichen. Ein Computer läßt sich somit dazu benutzen, Informationen für Prüfungs- und Entscheidungszwecke zu untersuchen. Dies kann dazu führen, große und komplexe medizinische Probleme zu einem Netzwerk von *Programm-Modulen* zu reduzieren; jedes von ihnen bearbeitet einen bestimmten Teil nach festgelegten Vorschriften und innerhalb einer bestimmten Organisationsstruktur.

Dadurch, daß auf analytische und prüfbare Weise ein Zugang zu einem gegliederten medizinischen Know-how bereitgestellt wird, trägt man zur Förderung der Ausbildung bei. Ferner werden Diagnose, Behandlung und Prognose unterstützt, indem man die Möglichkeiten einer Krankheit bei einem Patienten, der bestimmte Symptome zeigt, dadurch abschätzt, daß man ausgedehntes Datenmaterial über die Häufigkeiten des Auftretens verschiedener Merkmale einer bestimmten Krankheit benutzt. Die taktische und die strategische Seite dieser Aufgabe müssen sorgsam unterschieden werden. Auf der taktischen Seite haben wir das *Bayes*'sche Theorem als gültiges mathematisches Modell für klinische Fälle erwähnt. Seine Anwendung setzt voraus: gegenseitiges Ausschließen von Krankheiten, die Unabhängigkeit der Ergebnisse untereinander und das Fehlen von Ergebnissen bei Patienten, die keine der betrachteten Krankheiten aufweisen. Es ist klar, daß diese Voraussetzungen nur in sorgfältig ausgewählten Situationen zutreffen, was es als vernünftig erscheinen läßt, solche Studien nur auf kleinen Gruppen von Krankheiten und auf eine endliche Menge von Ergebnissen solange zu begrenzen, bis man mehr erreichen kann. Selbstverständlich müssen dazu die statistischen Informationen verfügbar und die Voraussetzungen für die Anwendung der bedingten Wahrscheinlichkeitsabschätzung erfüllt sein. Nur wenn dies gegeben ist, kann man im eigentlichen Sinne von einer mathematisch geführten Systemanalyse sprechen. Aber man könnte sich auch dafür entscheiden, mit nichtstochastischen Mitteln an der Diagnose zu experimentieren, indem man die Ziele neu definiert und nach anderen Modellen und nach neuen grundlegenden Methoden sucht.

Wissenschaftliche Experimente konzentrieren sich auf das Problem, das Verhalten komplexer Phänomene vorauszusagen und brauchbare Modelle für die Darstellung dieser Phänomene zu konstruieren. Die Medizin macht da keine Ausnahme. Besonders in der systemanalytischen Betrachtung kommt die Logik sozusagen als Teil der Betriebsmittel eines Wissenschaftlers zur Geltung. Dabei beeinflussen die Arbeitsmittel in einem gewissen Maße das Modell, aber auch umgekehrt kann es geschehen.

Ein Großteil medizinischer Entscheidungen verwertet das festgesetzte Wissen in einer Weise, die sich zum Programmieren eignet. Lediglich Entscheidungen, die sich stark auf das undefinierte »intuitive Urteil« des Arztes stützen, können nicht vom Computer ausgeführt werden. Die Existenz des intuitiven Urteils sollte jedoch nicht als Hinderungsgrund angesehen werden. Schließlich werden mit weitergehender Forschung viele Vorgänge im menschlichen Körper auch der mathematischen Formulierung zugänglich.

Seit einigen Jahren setzt man zunehmend analoge Computer in der Medizin ein. Ihre Anwendung beschränkt sich größtenteils auf die Abbildung physiologischer Vorgänge, die man angenähert mittels mathematischer Beziehungen beschreiben kann. Dabei ist die Abbildung oft eine Sache des Ausmaßes. Gerade das Experiment eröffnete in der Medizin oft genug neue Perspektiven. Einige medizinische Theorien und Verfahrensweisen starben im Laufe der Zeit.

Andere wurden einfach vergessen und mußten mit jeder Generation wiedergeboren werden. So erlaubt das Mikroskop einen Einblick in die kleinsten Einheiten des Körperaufbaus, in die Zellen und ihre Struktur. Röntgenstrahlen dringen in den Körper ein und ermöglichen, die Umrisse der Organe und anderer Körperteile im lebenden Zustand zu schattieren. Die Physiologie sorgt für eine funktionelle Architektur, welche die Einzelteile zueinander in Beziehung bringt und einen Überblick über den Organismus gibt. Auch der Computer und die medizinische Elektronik in ihrer Gesamtheit sind dazu bestimmt, ihren Beitrag zu leisten.

Die methodische Grundlage einer Systemanalyse sollte damit beginnen, die Aufgaben zu betrachten, die der Arzt bei der Versorgung der Patienten zu erfüllen hat. Er bekommt Patientendaten und interpretiert sie *im Sinne des medizinischen Wissens.* Eine allgemeine Aussage wie diese hat immer ihre Nachteile. Diskrepanzen müssen zum Beispiel auf der Seite der Datenerfassung auftreten. Wenn die Daten, die der Arzt erhält, nicht ausreichen um zu entscheiden, welche Maßnahmen zu ergreifen sind, muß er zusätzliche Informationen anfordern. Vielleicht muß er neue Labortests anordnen. Dieser Vorgang wiederholt sich, bis der Mediziner einen klaren Einblick gewonnen hat. Solch ein Vorgehen erfordert ein neues Suchverfahren für das gespeicherte medizinische Wissen.

Somit scheint das, was man gewöhnlich »gesundes klinisches Urteil« nennt, davon abzuhängen und daraus zu resultieren, daß man die verschiedenen Alternativen abwägt und dann die Gesamtwirkung von Krankheit und Behandlung auf den Patienten minimiert. Klinische Entscheidungen erfordern, daß Patientendaten mit medizinischem Wissen verglichen werden. Die Aufgabe wird dadurch erschwert, daß Krankheiten aus einer beliebigen Mischung von Hintergrundfaktoren in verschiedener Permutation bestehen können. Denn ein Mensch kann an drei oder vier Krankheiten zugleich leiden. Medizinische Entscheidungen erfordern deshalb Breite und Tiefe in der Ausbildung und einen brauchbaren Zugriff zu gespeichertem medizinischen Wissen. Berechtigterweise stehen die Verwendbarkeit und der Zugriff zu diesem Speicher im Mittelpunkt der Betrachtungen.

Erinnert man sich an die Grundlagen, dann sollte man an die Vorbedingungen denken: Datenbank und Entscheidungsregeln. Eine Datenbank baut man nicht dadurch auf, daß man einfach medizinische Informationen anhäuft. Zunächst müssen Krankheitsprofile erarbeitet werden, wie eingangs schon bei der Taxonomie betont wurde. Ein Krankheits- bzw. Bedingungsprofil kann durch Untersuchung von endemischen und nichtendemischen Krankheiten abgeschätzt werden, die im Zusammenhang mit sozialen Strukturen, Arbeitsgewohnheiten und den Umwelteinflüssen stehen. Diese Kriterien sind schwierig zu erfüllen. Krankheits- oder Bedingungsprofile einer bestimmten Bevölkerungsgruppe stehen in engem Zusammenhang mit Geschlechts- und Altersprofilen. Eine im Ruhestand lebende Bevölkerungsgruppe hat andere Bedürfnisse in der Krankenversorgung als die Heranwachsenden oder jene, die schon erwachsen sind. Außerdem muß auch auf irgendeine Weise mit unbekannten Krankheitsprofilen gerechnet werden. Dabei ist eine richtig aufgestellte Klassifikation die beste Hilfe, diese Probleme zu bewältigen.

3.2. Qualitätskontrolle im Laboratorium

Sehr wichtig und auch naheliegend ist die Systemanalyse des Laborbetriebes. Die Entwicklungen können hier langsamer als bei der Diagnosehilfe und schwieriger in ihrer Einführung sein. Die Aufgabe ist viel komplizierter, aber ihre Lösung auch dringender. Wie jeder Arzt beobachten kann, wachsen in Krankenhäusern die Laboratorien am schnellsten. Sie spiegeln damit die wachsende Abhängigkeit des Mediziners vom Meßvorgang wieder. Viele der Messungen sind teil- oder vollautomatisiert. Die Analysenergebnisse werden z. B. von Blattschreibern aufgezeichnet. Doch sind die Daten so, wie sie aufgezeichnet werden, nicht unmittelbar verwendbar. In den meisten Laboratorien müssen mathematisch-technische Assistenten die Ermittlung der Ergebnisse und arithmetische Korrekturen aufgrund vorhandener Nichtlinearitäten durchführen. Dabei arbeitet man vielfach mit multiplikativen Konstanten, um die Stärke der Veränderungen zu bestimmen. Ebenso sind Kalibration und Drift zu berücksichtigen, und schließlich müssen Meßwerte mit den Ergebnissen von Standards verglichen werden und vieles andere mehr. Das Wesentliche der Arbeit besteht darin, Nichtsignifikantes und Hintergrunddaten auszuscheiden, und den Rest auf die wichtigen Daten zu reduzieren.
Selbst einfache statistische Größen wie die Standardabweichung sind gewöhnlich in einem numerischen Laborbericht der klinischen Medizin nicht enthalten. Normalwerte sind schwierig zu definieren und basieren oft auf schwer vergleichbaren Angaben in der Literatur. Was gebraucht wird, sind *quantitative Informationen*, besonders darüber, wie die biochemischen Größen von den geläufigen Veränderlichen wie Alter, Geschlecht und Herkunft als auch vom möglichen Vorhandensein einer Krankheit abhängen. Es besteht ferner die Wahrscheinlichkeit, daß die biochemischen Muster von Patient zu Patient verschieden sind und von den Erbfaktoren eines Patienten bestimmt werden. Diese Informationen können für Vorhersagen bei normalen Patienten wichtig sein, was die zukünftige Gesundheit und die Neigung zu bestimmten Krankheiten betrifft. Die üblichen Qualitätskontrollverfahren sind allenfalls dazu angelegt, außerhalb der Reihe liegende Meßwerte, sog. *Ausreißer* zu entdecken, die einen isolierten Laborfehler oder eine allgemeine starke Drift der Basislinie darstellen. Eine umfassendere Untersuchung biochemischer Normalwerte des Menschen kann leicht stattfinden, wenn erst einmal Labordaten von bekannter und reproduzierbarer Genauigkeit täglich in einem leicht auffindbaren Dateisystem aufgezeichnet werden.

Umfassende und völlig genaue Laboruntersuchungen scheinen in naher Zukunft nicht möglich zu sein. Schon die Methodik der Laboruntersuchung macht es fast unmöglich, die Last der Laborarbeit zu erleichtern. Der Arzt wünscht sich zwar zu dem jeweiligen Meßwert den zugehörigen *Toleranzbereich*, um die Laborergebnisse besser interpretieren zu können. Doch fragt er zur Zeit vergeblich danach, denn das Labor ist meist zu schlecht ausgerüstet, um allein mit den Mengen von Anforderungen fertig zu werden, denen es sich gegenüber sieht. Hier kann der Computer helfen.

Zwar kann der Computer eine mangelhafte Ausrüstung bis zu einem gewissen Grad verbessern, aber eine schlechte Methodik kann er nicht kompensieren. Auf der Hardwareseite sind schon einfache Fehler in der Instrumentierung oder Fehler bei der Wahl der Ausrüstung ein Problem.

Der am meisten auftretende Fehler ist wahrscheinlich der, den man »over-engineering« nennen könnte, wenn zu viele Bedienungsmöglichkeiten gegeben sind. Das gewöhnliche Röntgengerät ist ein Beispiel dafür. Ein Typ hat 26 Kontrollanzeigen und mehrere Bedienungsschalter auf seinem Schaltpult. Vergleicht man dies mit einem anderen Gerät, das im Hinblick auf menschliche Bedienungsmöglichkeiten konstruiert wurde, so ist es hier möglich, sehr gute Röntgenaufnahmen mit einer Kontrollanzeige und nur einem Schalter zu machen. Im klinisch-chemischen Laboratorium läßt sich analog ein etwas veraltetes Flammen-Photometer mit 15 Bedienungskontrollen mit einem kürzlich entwickelten Gerät vergleichen, das nur vier Bedienungselemente aufweist. Aus solchen Beispielen wird man schließen, daß viele – wenn nicht die meisten – Geräte nicht für eine leichte Bedienung konstruiert worden sind. Das Auswechseln der Lichtquelle bei einem ausgezeichneten, preiswerten Spektral-Photometer hat sich als recht umständlich herausgestellt. Die Lampe zu entfernen ist einfach, aber die neue einzusetzen und anzuschließen, ist schwierig. Es würde weniger frustrierte Menschen in den Laboratorien geben, wenn die menschliche Seite der Bedienungsmöglichkeiten bei der Entwicklung mehr berücksichtigt würde. Der Computer kann nicht durch »Zauberei« gerätetypische Nachteile verändern. Schon bei der Konstruktion der Geräte muß diese Problematik bedacht werden.

Genaue Daten ohne viel Arbeit sehr schnell zur Verfügung zu haben, ist äußerst entscheidend, denn Verzögerungen können zu verspäteter Diagnose und damit zu verspäteter Behandlung führen. Dies wirkt sich nicht nur auf den Patienten aus, sondern auch auf die Verweildauer des Patienten und damit letztlich auch auf die Behandlungskosten. Die Unzulänglichkeit des Menschen als Beobachter, verglichen mit den heute verfügbaren Instrumenten, kann zu einer verstärkten Anwendung von Computern führen. Verschiedene Programmsysteme können dann physiologische Meßgrößen wie Pulsfrequenz, Blutdruck, Atmung und peripheren Kreislauf überwachen. Später können sicher auch psychologische Meßgrößen hinzugefügt werden, sobald mathematische Modelle zur Verfügung stehen, die solche Fälle behandeln.

Bei der Gerätekonstruktion sollte man alle Seiten berücksichtigen. Dabei ist der Datenausgang von besonderer Bedeutung. Im Prinzip läßt sich alles, was man in alphanumerischen Zeichen von den Geräten zur Verfügung gestellt bekommt, auch auf Magnet- oder Lochband bringen. Eine stetige Kurve aber kann man nicht mit diesen Zeichen ausdrücken. Im allgemeinen modifiziert man den Ausgang von stetig aufzeichnenden Geräten so, daß sie direkt Lochstreifen o. ä. stanzen können. Dabei tastet man die Höhe der Kurve elektrisch in genügend kleinen Abständen so genau ab, daß alle wichtigen Informationen gewonnen werden. Kurvenhöhen, die gewöhnlich in Gestalt elektrischer Spannung vorliegen, können dann digitalisiert werden und die daraus resultierenden Zahlen dann auf Datenträger ausgegeben werden. Der jeweilige Datenträger, z. B. ein Lochband, enthält somit in codierter Form alle numerischen Werte von allen wichtigen Punkten der Kurve. Auf diese Weise kann tatsächlich jede Kurve in den Computer eingegeben und wie gewünscht analysiert werden.

Die derzeit wichtigen Schritte, die notwendig sind, wenn die Medizin ihren momentan unzulänglichen Zustand verlassen will, lassen es äußerst ratsam erscheinen, computerunterstützte Systeme zu entwickeln: Systeme, die viele Tätigkeiten des Labors unterstützen. Die spätere Verwendung von Laborergebnissen bei Untersuchung, Behandlung oder der weiteren Verfolgung des Zustandes eines individuellen Patienten, sollte dabei fest im Auge behalten werden.

3.3. Modellsimulation in der Medizin

Wie in anderen Wissenschaften, so setzt auch in der Medizin experimentelles Arbeiten das Vorhandensein irgendwelcher *Modelle* voraus. Die Mathematik kann nun dem Arzt helfen, Modellvorstellungen zu formulieren und damit den wirklichen Tatbestand zu simulieren. Bei komplexen Modellen kann man voraussetzen, daß Computer bei der *Modellsimulation* ein entscheidendes Hilfsmittel sein können. Dies gilt auch für den medizinischen Bereich. Neben der allgemeinen medizinischen Forschung bietet sich für die *Modellsimulation* durch Computer besonders auch der Diagnoseprozeß an, denn der Kliniker muß imstande sein, relativ schnell auf eine Fülle von Daten zurückzugreifen, um Symptome bzw. ihre Veränderungen zu erkennen. Bei einem derartigen quantitativ orientierten, ganzheitlichen Vorgehen besteht zudem noch die Möglichkeit, daß sich bislang nicht berücksichtigte Faktoren enthüllen, die zu einer planvollen und lückenlosen Suche nach den Ursachen von Krankheitserscheinungen zwingen.

In ihrer charakteristischsten und entschiedensten Form benutzt die Simulation mathematische Gleichungen als Bilder materieller Gegenstände oder lebender Organismen. Ihre Wirkung beruht auf der Existenz von Analogien und Übereinstimmungen zwischen den Phänomenen der Natur, Erscheinungen des menschlichen Lebens und unserer Fähigkeit, die sich verändernden Bedingungen in Form mathematischer Gesetze auszudrücken. Ob wir dessen bewußt sind oder nicht, unser Leben wird von den Bildern, die wir von dieser Welt haben, beeinflußt. Logisches Denken, das sich mit Systemen und ihrem Verhalten befaßt, zielt darauf ab, sich auf Gebiete zu erstrecken, die von der Sprache nicht mehr erfaßt werden. Dabei sind Analogien imstande, eine große Anzahl unbekannter Faktoren in einen homogenen Zusammenhang zu integrieren. Das Abbilden der Realitäten in einem Modell ist ein Mittel und nicht das Ende.

Nehmen wir zum Beispiel an, wir möchten ein Modell für das Verhalten der Natur bauen. Die Ergebnisse, die wir von der Simulation mit diesem Modell erhalten, können sehr stark mit den beobachteten Daten korrelieren oder auch nicht. Tun sie es nicht, dann kann der Unterschied zwischen der realen Welt und dem Modell in zwei Hauptfaktoren bestehen:

- dem Vorgang der Approximation selbst, der der Simulation innewohnt und
- unserer Unfähigkeit, das, was wir kaum erfassen können, in irgendeiner Weise beschreiben zu wollen, ohne genügend über den physikalischen Vorgang zu wissen.

Wie jeder weiß, der sich mit der angewandten Mathematik befaßt, ist die Achillesferse von Modellen, daß sie wenig brauchbare, ungenaue, verfrühte oder unwichtige Ergebnisse liefern können. Dies sollte den medizinischen Wissenschaftler nicht überraschen. Wenn dies die vorherrschenden Eigenschaften von Modellen sind, was kann dann mit Hilfe der Simulation gewonnen werden? Weit davon entfernt, ein Phantasiegebilde zu sein, bietet die Verwendung von Simulation wichtige Vorteile in der Entwicklung und im Entwurf medizinischer Systeme. Ein herausragender Vorteil ist die Fähigkeit der Voraussage. Der Einfluß der Simulation erstreckt sich über ein weites Anwendungsfeld, angefangen von physikalisch-technischen bis hin zu ökonomischen Problemstellungen. Eine wirkungsvolle Simulation kann viel Zeit bei der Lösung eines Problems ersparen. Sie kann auch helfen Personallücken zu schließen. Dadurch, daß die Simulation reduzierbare Daten zur Verfügung stellt, kann sie recht exakt die Mängel und Verzerrungen eines Systems bestimmen. Sie ermöglicht gültige und vergleichende Tests für zwei oder mehr Betrachtungsweisen eines medizinischen Systementwurfs, sowie der Gesundheitsorganisation als Ganzes.

Der menschliche Körper besitzt Kontrollsysteme: chemische Blutkontrolle, Temperaturkontrolle, Atmungskontrolle und ähnliches. Bei einigen pathologischen Zuständen zeigen sich Mängel in der Funktionsfähigkeit einzelner Kontrollsysteme. Dies ist ein biophysikalisches Problem. Solche Rückkopplungserscheinungen führten ursprünglich zur Simulation des menschlichen Körpers auf analogen Computern. Obgleich die Analogsimulation interessante Resultate liefert, zeigen sich hierin auch gewisse Gefahren.

Betrachtet man die Mathematik als ein Mikroskop für das ganze System, so zeigen sich auch ihre Grenzen. Diese Grenzen sollten bei jeder Anwendung in der rechten Relation gesehen werden:

- Wenn man nicht die richtige Hardware baut, dann neigt man bei physikalischen Experimenten dazu, in einer Welt zu leben, die man von der Vergangenheit her kennt. Das bedeutet, daß man versucht »unterzusimulieren«. Oft setzt man der eigenen Vorstellungskraft auch zu enge Grenzen, womit man die Möglichkeiten eines zukünftigen Systems beschränkt.
- Während eine erste Simulation einige sehr wichtige Hinweise liefern wird, wie die Entwicklung auszurichten ist, braucht man wenigstens einige Hardware-Prototypen, um ein Arbeitsprofil von den realistischen Möglichkeiten des betrachteten Systems zu erhalten.
- Aufgrund der Simulation hängt anwendungsorientiertes Experimentieren zu sehr von der Maschinenorganisation ab. Die Ergebnisse einer Simulation sind dann manchmal zu empfindlich in bezug auf den konstruktiven, experimentellen Aufbau.

Dies gilt auch für die medizinische Praxis: Das Ergebnis einer simulierten Diagnose etwa muß ständig mit der Realität verglichen werden, um den eigenen Horizont zu erweitern und um eindimensionale Lösungen zu verhindern. In vielfacher Hinsicht kann die Verwendung von Simulation mehr Information über ein medizinisches System liefern als echte Tests. Die verschiedenen Parameter des gesamten Systems lassen sich unabhängig voneinander variieren. Die Sensibilität der verschiedenen Systemlösungen kann sogar gegeneinander abgeschätzt werden. Jeder der entscheidenden Parameter und Komponenten kann durch Simulation viel tiefer ausgelotet werden als es allein physikalische Experimente gestatten.

Der erste Schritt beim Aufstellen eines mathematischen Modells unterscheidet sich nicht sehr vom ersten Schritt, dem der Arzt folgt, wenn er eine Diagnose stellt: Anwendung von Sachkenntnis, um die charakteristischen Merkmale der Krankheit eines Patienten durch das Studium der Krankengeschichte, der Laborergebnisse und anderer angemessener Untersuchungen zu erhalten. Ein auf diese Weise erhaltener Befund muß durch eine Beschreibung in quantitativen Ausdrücken erläutert werden. In einem Modell geschieht im wesentlichen nichts anderes. Wie bei allen Arten von Experimenten wird es allerdings der Mathematik nicht erlaubt sein, Angaben über die Symptome und Anzeichen zu machen. Dadurch, daß die Mathematik verschiedene Kombinationen von Symptomen sichtbar werden läßt, könnte sie dem Kliniker bei der Diagnose helfen. Dies Argument gilt besonders beim Abschätzen der Wahrscheinlichkeit, mit der eine bestimmte Art von Krankheiten behaftet ist, denn der Kliniker steht unter Zeitdruck.

In einigen Fällen kann die Simulation aus sicheren Ergebnissen Mittelwerte bilden, die auf Unterschiede und sogar auf Gegensätze zur ursprünglichen Konzeption hindeuten:

- Der Diagnosevorgang führt den Nachweis, daß die eine oder mehrere Krankheiten bestimmenden Anzeichen vorliegen oder sie zumindest wahrscheinlich sein lassen.

Der Aufbau von mathematischen Modellen gleicht einem Protokoll, das die *Transformation* darstellen soll, die »System-Eingaben« in »System-Ausgaben« verwandelt. Je besser man versteht, dieses Protokoll niederzuschreiben, desto aussagekräftiger wird das Ergebnis sein. In der Medizin, wie auf jedem anderen Gebiet der Wissenschaft, besteht die kritische Rolle der Simulation darin, dem Modell bestimmte Daten einzugeben und die resultierenden Ausgabedaten zu untersuchen. Es ist sehr unwahrscheinlich, daß das Ausgangsmodell fehlerfrei ist. Aus diesem Grund muß eine Reihe von Simulationen mit verschiedenen Testdaten durchgeführt werden. Die simulierten Ergebnisse vergleicht man mit der Realität, um ihre Gültigkeit zu prüfen. Diskrepanzen sind dem Transformationsmodell zuzuschreiben. Das Protokoll jedoch ist, so wie es existiert, keine Beschreibung der Realität.

Wenn die realen Dinge dieser Welt gut genug begriffen werden, dann liefert das Modell Ergebnisse, die mit den Realitäten innerhalb der zu billigenden Fehlergrenzen übereinstimmen. Das Wort *wenn* hat dabei eine wesentliche Bedeutung. Unsere Unkenntnis von der realen Welt ist nämlich ein großes Hindernis. Der Verstand kann eine Analogie verstehen, ohne die Situation vollständig zu begreifen, denn gewisse Einzelheiten können unserer Aufmerksamkeit entgehen. Der menschliche Verstand arbeitet meist vordergründig. Er erkennt die Unterschiede und konzentriert sich auf die Beziehungen, die ein Objekt mit anderen verbinden. So wird auch eine Analogie geschaffen. Aber wie wirkt sie, wie arbeitet sie? Dies ist eine Fragestellung, die die mathematische Logik beantworten kann. Die Mathematik kann dem Arzt bei der Beschreibung und Abschätzung behilflich sein, welche Merkmale bei der Diagnose einer Krankheit vorherrschen. Einige Fälle lassen sich besser quantitativ beschreiben, obgleich dies oft nur recht ungenau möglich ist. Die logische und faktische Bedeutung, in der medizinische Schlußfolgerungen ausgedrückt werden, können stark voneinander differieren. Aber wenn eine ganzheitliche Problemerkenntnis möglich ist, dann kann auch die Beschreibung in mathematischen Begriffen erfolgen.

Eine Diagnose mag nicht mehr wiedergeben als die Ähnlichkeit von Symptomen und Anzeichen mit bereits früher erkannten Mustern. Sie kann eine Aussage machen über die Ätiologie (Ursachenlehre), über eine (mikro- oder makroskopische) anatomische Abnormalität, über Fehlfunktionen, über eine besondere Mangelkrankheit, über eine biochemische oder genetische Abnormalität. In jedem Fall wird eine ganzheitliche Problemerkenntnis durch die *Methode der Vervollständigung (entification)* die Gelegenheit dazu geben, die Gedanken und die Vorgehensweise zu ordnen.

Ein Arzt, der einen Patienten untersucht, wird schwerlich in der Lage sein, zu beurteilen, ob es vorher schon einen Fall mit den gleichen Symptomen gegeben

hat. Sein Gedächtnis kann nur relativ wenige der früheren Fälle behalten. Gute Diagnostiker sind meist jene, die ein gutes Erinnerungsvermögen haben und fast alle Möglichkeiten in Betracht ziehen. Überdies legt das Auffinden von bestimmten Charakteristika die Diagnose der relevanten Krankheit fest, unabhängig von anderen Befunden, wobei diese zur Diagnose einer zweiten Krankheit führen können. Die Gefahr, diese zweite Krankheit zu vergessen, sollte nicht unterschätzt werden. *Scadding* ist deshalb auch folgender Ansicht: »Es ist sehr schwierig, neue Krankheiten in Modellen zu simulieren, da wir das am besten in mathematischen Begriffen ausdrücken können, was wir kennen und wofür wir genug Daten zur Verfügung haben.«
Der Gedanke an neue Krankheiten entsteht in den meisten Fällen, weil die Kliniker häufig auf eine Reihe von Symptomen und Anzeichen stoßen, die sie vorher nicht bemerkt haben. Eine neue Krankheitshypothese kann entweder aufgestellt werden, weil dieses Auftreten ein wirklich neues Ereignis ist, oder weil schon vorher weitverbreitete Symptome nicht erkannt wurden.

- Ein unzulängliches Simulationsmodell (gleichgültig, ob es nun in der Prognose oder Diagnose benutzt wird) kann nicht nur zu falschen Schlüssen Anlaß geben, sondern kann auch fälschlicherweise den Bereich der betrachteten Möglichkeiten einschränken.
- Darüber hinaus kann ein Computer-Programm, das wesentliche medizinische Aktivitäten simuliert, sehr komplex sein. Das könnte zur Versuchung führen, zu einfache Systemmodelle aufzustellen, was schlechte Experimentationsergebnisse zur Folge hätte.
- Bei der Simulation neigen Systemanalytiker und Programmierer zu der Betrachtungsweise, die ihnen gelegen ist, anstatt jene zu verwenden, die im Hinblick auf das Ergebnis nützlich ist. Überdies kann die zur Verfügung stehende problemorientierte Programmiersprache in einem gewissen Maße den Aufbau des Simulationsmodelles selbst beeinflussen.

Die mathematische Analyse ermöglicht das Studium von Modellen der tatsächlichen Lebensfunktionen. Die Simulation kann man dazu benutzen, große komplexe Funktionssysteme des Menschen zu studieren. Ihre Realisierung aber, die nicht ohne eine angemessene Technik möglich ist, erfordert arithmetische und logische Operationen. Daher bietet der Computer dem medizinischen Wissenschaftler im Bereich der Simulation die Möglichkeit, detailliert die Merkmale eines Problems zu beschreiben, um anschließend mit einem erstellten Modell zu experimentieren. In dieser Art der Experimentation erhöht der Computer die Fähigkeiten des Mediziners.
Die Herstellung von realistischen Simulationsmodellen einzelner Krankheitsbilder, mit denen man die medizinischen Behandlungsmöglichkeiten verbessern kann, hängt von den verfügbaren Informationen über die Art der Krankheit sowie den Bedingungen der Häufigkeit ihres Auftretens ab. Daß ein derartiges *Krankheits-Simulations-Modell* von der erforderlichen Behandlung, der Bevöl-

kerungsstruktur, den Gesundheitsnormen und anderen allgemeinen Umgebungsfaktoren abhängt, ist durch Experimente belegt.

Nach der Datenerfassung und darauffolgender Systemanalyse beginnt die Programmierarbeit. Bevölkerungsstrukturen, Umwelt, medizinische Aktivitäten, sie alle erfordern systematisches Vorgehen beim Programmieren. Daher ist es notwendig, eine problemadäquate Programmiersprache auszuwählen. Um die beschreibenden Faktoren in ein Krankheitsmodell zu integrieren, müssen Techniken entwickelt werden, die komplexe Verhältnisse ausdrücken können.

Ein *Krankheits-Simulations-Modell* könnte zuerst in klinischer Terminologie beschrieben werden. Dann müßte es auf einer genaueren Basis, zum Beispiel in mathematischer Form, beschrieben werden. Somit könnte eine klinisch deskriptive Definition als zeitlich operationales Mittel angesehen werden. Dabei könnte die Simulation ein wertvolles Hilfsmittel sein, um Vergleiche von Fällen, die an unterschiedlichen Orten untersucht werden, zu ermöglichen. Sobald sich derartige Methoden genügend entwickelt und zu einer mathematischen Formulierung geführt haben, werden sie später sicher in eine *ganzheitliche Betrachtungsweise* integriert.

Es ist nicht unwahrscheinlich, daß ein klinisches Modell zu kontroversen Problemstellungen führt, die sich nicht eindeutig lösen lassen. Oder es könnte sein, daß eine Darlegung der gegenwärtigen Grundlage gefordert wird, auf der die Definition einer Krankheit beruht. Bis die *Methode der ganzheitlichen Betrachtung durch Vervollständigung* eine genaue Definitionsgrundlage zur Verfügung stellt, die der klinischen Beschreibung gegenübersteht, lassen sich einige Fragen nicht mit letzter Gewißheit beantworten. Es ist nicht ausgeschlossen, daß schließlich eine Definitionsgrundlage formuliert wird, die den bestehenden Beschreibungen von Krankheiten nicht ähnlich sein wird.

Gleichwohl wird die Computeranalyse wahrscheinlich diese Dinge klären; zumindest wird sie den Kliniker dazu zwingen, in rationalen Begriffen zu denken. Außerdem wird der Vergleich zwischen Krankheitsmodellen auf weltweiter Basis ein Mittel sein, um Krankheitsprofile zu vergleichen, die in verschiedenen medizinischen Behandlungseinrichtungen erhalten wurden. Diese Vergleiche können wertvoll sein, sogar bei voneinander differierenden Ergebnissen. Statistiken zeigen, daß keine zwei Verteilungsprofile völlig übereinstimmen. Gewöhnlich können medizinische Behandlungseinrichtungen nicht überall gleich sein, da es keine Standardeinrichtungen gibt. Dies resultiert zum Teil daraus, daß sie auf die speziellen, unterschiedlichen Bedürfnisse der Bevölkerung zugeschnitten sein müssen.

Eine mathematische Behandlung der Voraussage von Krankheitsprofilen könnte auch Informationen liefern, die nötig sind, um eine den realen Bedürfnissen entsprechende Gesundheitsplanung durchzuführen. Ein weiterer Nutzen, der aus dem Vorhersagesystem gezogen werden könnte, ist die Fähigkeit, Einrichtungserweiterungen richtig zu planen, da man nun Unterlagen über die Personalstärke und die finanziellen Gegebenheiten besitzt. Die Wirkung eines

Vorhersagesystems läßt sich durch Anwendung auf eine Bevölkerungsgruppe verstärken, für die eine Veränderung der ärztlichen Versorgung in Betracht gezogen wird. Auch lassen sich in diesem Fall ausgearbeitete Krankheitsmodelle mit den Daten testen, die man hier tatsächlich schon gewonnen hat. Dies soll mit anderen Worten ausdrücken, daß ein Simulationsmodell ständig überprüft werden soll, um seine Arbeitsfähigkeit zu beweisen. In einer richtungweisenden Testphase wird dieser Prozeß verfeinert. Wenn sich für die weitere Arbeit ein akzeptables Maß an Genauigkeit des Systems ergibt, dann hat sich die Simulationstechnik mehr als bezahlt gemacht.

Es war die Rede von dem Beitrag, den die Daten über Krankheitsbedingungen und Krankheitsverläufe für die Aufstellung eines Krankheitsmodells liefern können. Da sich die Medizin ständig weiterentwickelt, ist es ratsam, solche Modelle flexibel zu halten, wenn man die Anforderungen an die medizinische Behandlung in den Griff bekommen will. Diese Flexibilität hängt in großem Maße von der Wahl der Simulationssprache ab. Eine Simulationssprache für sich ist noch keine Antwort darauf, wann simuliert werden muß, oder wie ein Simulationsmodell im einzelnen aufgebaut sein soll. Hier ist allein der mit dem Problem befaßte Analytiker an der Reihe, der für den Aufbau der Experimente verantwortlich ist. Dennoch kann ein Experiment nicht vollständig definiert werden, bevor das Modell aufgebaut worden ist. Hieraus läßt sich die iterative Art der Arbeit erkennen.

Die Simulationssprache sollte dabei mitwirken, die Spezifikationen des Modells zu skizzieren. Nur so lassen sich die Grenzen und Möglichkeiten eines Modells aufzeigen. Das bedeutet, daß eine Simulationssprache beschreibende Eigenschaften haben sollte, die geeignet sind, eine klare und direkte Darstellung eines dynamischen, medizinischen Systems zu ermöglichen. Sie muß auch experimentellen Charakter haben, damit das Experiment in einer solchen Weise ausgedrückt und ausgeführt werden kann, daß Methoden der Datenverarbeitung für quantitative Krankheitsabschätzungen angewandt werden können.

Diese Vorstellungen fassen all das in groben Zügen unter Simulation zusammen, was offenbar auf allen Gebieten anwendbar ist. Simulation in der Medizin folgt gleichermaßen den angeführten Richtlinien. Der medizinische Analytiker muß sich mit der Einordnung und der genauen Bestimmung jedes wichtigen Teils, aus dem das Modell besteht, befassen. Er sieht sich einer beschreibenden und spezifizierenden Arbeit für das dynamische Verhalten des Modells gegenüber. Jede Komponente muß beschrieben werden, seine Struktur genau angegeben werden, und gewisse Merkmale oder Attribute, die für eine bestimmte Systemdarstellung von Bedeutung sind, müssen damit verknüpft werden. Gegenwärtig existierende Programmsysteme scheinen sich zu sehr auf verfahrensmäßige Betrachtungsweisen zu gründen. Denn es besteht keine andere Möglichkeit, Methoden statistischer Analysen außer in Algorithmen zu beschreiben. Unglücklicherweise gibt es keine speziellen Mittel und Wege, um die medizinische Umwelt widerzuspiegeln. Abgesehen davon, daß die medi-

zinische Simulationsarbeit sich viel komplexer gestaltet, hilft sie dem Mediziner nicht, das Programmieren zu erlernen.
Der Arzt ist gut beraten, wenn er sich nicht zu sehr auf die Simulation auf Kosten des Experiments am lebenden Objekt verläßt. Die Tatsache, daß bis zur Stunde kein Mensch weiß, wie man medizinische Fälle definieren, geschweige denn analysieren soll in bezug auf Simulation und digitale Automation, führt zur ›Übervereinfachung‹. Diese Situation, ihre Gefahren und ihre Anforderungen sind dem, was in der eigentlichen Mathematik geschieht, nicht unähnlich. Während die klassischen Techniken oft vorherrschen, muß man sich mit dem folgenden Dilemma auseinandersetzen: Sollte die Betonung auf ein angewandtes Forschungsprojekt oder auf reine Mathematik gelegt werden? Diese Frage ist durchaus nicht trivial. Sie schließt die Gefahr ein, daß auf einem Gebiet gearbeitet wird, wo es keine Garantie dafür gibt, daß die zur Verfügung stehenden Mittel es dem Forscher ermöglichen, einen Durchbruch auch in einem Anwendungsbereich zu erzielen.

4. Organisationsüberlegungen zur besseren Nutzung vorhandener Einrichtungen

Es wird vernünftig sein, Simulationsstudien zu treiben, um die Anforderungen der sich erweiternden und verändernden Krankenversorgung vorhersagen zu können. Das Beharren auf Zuverlässigkeit in allen Gebieten der Krankenversorgung ist oberstes Gebot. Es ist gleichzeitig das erste Unterscheidungsmerkmal der Leistungsfähigkeit des Systems. Aber das Planen der Einrichtungen allein genügt nicht.
Die gegenwärtige Datenmenge von Beobachtungsmerkmalen, mit denen die Medizin ihre größtenteils nicht miteinander in Beziehung stehenden Aufgaben der Informationsverarbeitung erledigen muß, sollte durch lebendige aber nicht zu aufgeblähte Informationssysteme ersetzt werden.

4.1. Beispiele zentraler medizinischer Speziallaboratorien

Ohne einen nüchternen Blick auf künftige Perspektiven und Erfordernisse kann kein Mensch den Prozeß aufhalten, bei dem die Kosten für die Projekte der Krankenversorgung schwindelerregend in die Höhe steigen, sobald diese sich der Realisierung nähern. Diese Arbeit muß jetzt methodisch in Angriff genommen werden, und eine sinnvolle Anwendung der Informationstechnologie ist der beste Weg zum Erfolg. Verläßliche Information, die zur rechten Zeit zur Verfügung steht, ist keine Angelegenheit ›medizinischer Kosmetik‹. Wenn der stark anwachsende Bedarf an medizinischen Daten begrenzt werden kann, dann würde eine Qualitätskontrolle der Daten in der Tat sehr nützlichen Zwecken dienen, wie es sich im Fall medizinischer Experimentation vermuten läßt.
Da medizinische Aufzeichnungen eine beträchtliche Anwendung menschlicher Arbeitskraft in Anspruch nehmen, sollte ihr Entwurf eine klare Anlage widerspiegeln. Der Hauptgrund, warum klare und durchsichtige Aufzeichnungen selten vorliegen, ist die mangelhafte Geräteausstattung und das Fehlen ausreichender Systemstudien. Einige medizinische Zentren erreichen natürlich weit mehr als andere, wenn sie besser organisiert sind. Aber sogar in den besten Fällen sieht man nicht, daß die medizinischen Berichte so problemlos aufgebaut sind, daß Beurteilungen ohne große Anstrengung durchgeführt werden können.
Verbesserungen in der medizinischen Berichterstattung sind schon oft angekündigt worden, sie sind aber nur selten wahr geworden. Man kann jedenfalls bislang nicht von wesentlichen Fortschritten sprechen. Aber kleine Schritte kann man im folgenden Fall sehen. Es ist einer der ersten, nüchternen Versuche, die medizinische Statistik in den Griff zu bekommen.

Die *Enteric Bacteriology Units, NCDC Atlanta, Georgia,* zeichnet dafür verantwortlich, den öffentlichen Gesundheitsorganen des Staates Georgia (USA) einen diagnostischen Referenzdienst *(reference diagnostic service)* zur Verfügung zu stellen. Das Institut befaßt sich vor allem mit der Erforschung von Vorkommen und Verteilung von Darmbakterien. Die methodologische Forschung zielt auf die Entwicklung schnellerer und genauerer Diagnosen von Krankheiten, die durch Darmbakterien hervorgerufen werden; eine Aufgabe, die es erfordert, daß ein Computer die Daten über Anzahl und Art der verschiedenen Untersuchungsproben, über die verschiedenen Tests und die mit den Tests erzielten Ergebnisse gespeichert zugriffsbereit hält.
Die Informationen müssen in einer Weise gehandhabt werden, daß sie die Entwicklung individueller Tests und Verfahren sowie Korrelationen verschiedener Tests, Statusberichte und die Überwachung der diagnostischen Arbeiten ermöglichen. Die folgenden Spezifikationen für Eingabe, Speicherung und Ausgabe sind bei elektronischer Datenverarbeitung vorgeschlagen worden:

1. *Eingabe*
- Art des durchgeführten Tests (Versuchs)
- Testergebnis
- klinische Diagnose der Krankheit
- Organisation des Suchbegriffs

2. *Speicherung*
- alle durchgeführten Tests
- Ergebnisse aller Tests
- Kontrollnummer
- Art des Suchbegriffs

3. *Ausgabe*
- Untersuchungsmaterial
- Herkunft des Materials
- Untersuchungsergebnis
- Zeit(raum), in dem das Probenmaterial anfällt
- Klassifizierung der Bakterien

In ähnlicher Weise liefert die *Mycology Unit* einen diagnostischen Dienst. Sie forscht über das Vorkommen und die Verteilung von pathologischen Pilzen (sowohl was die Namen der Organismen als auch die serologischen Daten betrifft) und arbeitet an einer Methodik, die auf die Entwicklung einer genaueren Diagnose der von Pilzen hervorgerufenen Krankheiten abzielt. Staatliche und örtliche Gesundheitsdienste bereiten ein Formular für einen *»Antrag auf diagnostischen Dienst«* vor, der die an das Institut eingeschickten Exemplare begleitet.
Nachdem das mykologische Laboratorium die gewünschten Tests durchgeführt hat, werden die Ergebnisse dieser Tests auf dem Antragsformular und der Kopie vermerkt. Anschließend wird das Dokument der Datenverarbeitung

übergeben. Diese Verfahrensweise ist nicht neu, doch die sonst vorhandene Rechenmaschine konnte bislang nur von begrenztem Nutzen sein, denn die meisten Vergleiche und Korrelationen mußten notwendigerweise von den Laboranten ›von Hand‹ durchgeführt werden. Datenverarbeitung, die manuell durchgeführt wird, begrenzt stark die Möglichkeiten dessen, was getan werden kann und trägt ihren Teil zum Mißbrauch der menschlichen Arbeitskraft bei.

Ein anderes Beispiel für Planung und Organisation des Bedarfs an medizinischer Datenverarbeitung ist die Arbeit, die in der Virologischen Abteilung unternommen wird. Hier befaßt man sich mit mehr als 200 verschiedenen Viren und anderen Urhebern, die im Menschen Infektionen und andere Krankheiten hervorrufen. Ziel dieser Untersuchungen ist es, eine zuverlässige Erklärung für das Auftreten dieser Krankheiten in bezug auf ihre saisonbedingte und geographische Verteilung und Verbreitung im Gebiet der Vereinigten Staaten und angrenzender Gebiete zu finden, um zu einer beschleunigten Diagnose, Kontrolle und Vorbeugung zu kommen.

Da die Virologische Abteilung einen diagnostischen Referenzdienst für öffentliche Gesundheitsdienste im amerikanischen Staat *Georgia* bietet, müssen die Informationen über alle untersuchten Virenarten, über die Zahl und die Art der durchgeführten Tests und über die erzielten Testergebnisse gespeichert werden. Datenverarbeitung sollte für Korrelations-Tests und Vergleiche sorgen, sollte Statusaufzeichnungen ermöglichen sowie Experimentieren und Projektieren gestatten. Die Anforderungen an den Informationsdienst gehen somit über die klassischen und gewöhnlich ineffektiven monatlichen zusammenfassenden Berichte und ähnliche Schriften hinaus. Ein neuer Entwurf für ein Informationssystem identifiziert die *Eingabe-Speicherung-Ausgabe-Liste* wie folgt:

1. *Eingabe*
- Ursache und Herkunft der Anfrage
- vermutete Krankheit
- identifizierter Virustyp
- ermittelte Daten

2. *Speicherung*
- Art des diagnostischen Dienstes
- Art des Untersuchungsmaterials
- Speicheradresse
- Krankheitsfolgen

3. *Ausgabe*
- Alter des Patienten
- Herkunft des Patienten
- verwendete Testmethode
- Virus-Serumtyp
- Identifikation des Untersuchungsmaterials

Die *Eingabe-Speicherung-Ausgabe-Bedingungen* können in ähnlich einfachen und eindeutigen Begriffen beschrieben werden, die als Grundlage für medizinische Daten dienen und die die Handhabung der Patienteninformationen ohne Widersprüche, ungerechtfertigte Schwierigkeiten oder groben Mißbrauch gestatten würden. Die datenverarbeitungstechnischen Anforderungen mögen anders sein, sind aber in ihrer Art nicht so verschieden, daß sie den Aufbau der Tätigkeitsberichte für verschiedene Krankheiten völlig verändern müßten.
Um Qualitätshinweise wie Verbesserung, Verschlechterung oder statischen Zustand und somit ein rechtzeitiges Bewertungsmittel sichtbar werden zu lassen, können die Krankenakten für den einzelnen Patienten durch Computer leicht auf den neuesten Stand gebracht werden. Bei der Datenverarbeitung, die von menschlicher Arbeitskraft bewältigt wird, können personelle Verbesserungen im Gesundheitswesen nur von untergeordneter Bedeutung sein. Es wird nicht lange dauern, und eine neue Welle von Forderungen wird das überrollen, was bislang immer an kleinen Veränderungen und Verbesserungen erreicht worden ist. Dies ist ein klassisches Kapitel in der fortwährenden Geschichte von ›taktischer Dummheit‹ des Menschen, nach Verbesserungen zu streben und sie andauern zu lassen.

4.2. Verbesserung der Personalsituation

Wenn die elektronische Datenverarbeitung offenbar die Qualität der medizinischen Versorgungsleistung steigern kann, so liegt ein weiterer Vorzug des EDV-Einsatzes darin, daß die medizinischen Einrichtungen optimal genutzt werden können. In diesem Zusammenhang ist auch der Schwesternmangel zu sehen. Derzeit fehlen in französischen Krankenanstalten über 40 000 Krankenschwestern. Wirksames Planen des Ausmaßes der Dienstleistungen und bessere Arbeitstechniken helfen den Mangel lindern, aber das Problem wird nicht gelöst, ehe das Pflegepersonal nicht von dem riesigen Berg an Schreibarbeit befreit wird.
In diesem Zusammenhang muß erwähnt werden, daß ein Großteil der Hindernisse nicht durch den Einsatz von Computern begründet ist, sondern vielmehr in der Ausbildung liegt. Dies wird allmählich überall erkannt. In den Vereinigten Staaten zum Beispiel befürworten die organisierten Verbände des Pflegepersonals in steigendem Maße eine Fachhochschulausbildung für Schwestern anstelle der Ausbildung in Schwesternschulen der Krankenanstalten. Schwesternschülerinnen und Schüler verändern ihr Bezugssystem. Ausbildung auf Fachhochschulebene kann in der Tat eine Antwort sein auf die momentan hohe Rate an Schwestern, die ihren Beruf aufgeben. In den Vereinigten Staaten müßte die Zahl der Schwestern, die derzeit ihre Ausbildung beenden, das Dreifache der augenblicklichen Raten von 40 000 im Jahr betragen, um das Ziel für 1975 zu erreichen. So wie Angebot und Nachfrage stehen, scheint

Ausbildung eine Säule zu sein, auf der die Lösung ruhen könnte. Eine andere ist die wirksame Ausnutzung der menschlichen Arbeitskraft. Hochschulausbildung allein kann nicht alle Probleme lösen. Überdies befürchten bereits Ärzte und Angestellte in der Krankenhausverwaltung, daß eine hochschulgebildete Krankenschwester mehr theoretische Kenntnisse erwerben könnte und daß dabei die praktische Ausbildung zu kurz kommt.

Es liegt ein wahrer Kern darin, wenn man sagt, daß die Krankenanstalten die Gelegenheit nutzen sollten, die tatsächliche Natur der Dienstleistungen kritisch zu überprüfen, da sie wegen des Mangels an Pflegepersonal so dringend eine Lösung brauchen. Es verringert sich nicht nur die relative Zahl an Schwestern, sondern der Bedarf an Pflegeleistungen verändert sich ebenfalls. Indem die Rolle der Schwester ein neues Gesicht erhält, verlangt man von der Schwester in steigendem Maße, daß sie ihre traditionellen Funktionen gegen jene eines Ersatzchefs, einer Schreibkraft, einer Empfangsdame und einer Sekretärin eintauscht. Vielfach wird behauptet, daß die Schwester im Krankenhaus zur Zentralfigur für die Patientenpflege geworden ist. Der Operationsraum, die Patientenzimmer und die Intensivpflegestation, alle hängen ab von der Stärke und den Fähigkeiten der Person, die zur gleichen Zeit für alle und alles da sein muß. Ihre Frustration ist verständlich!

Dies ist kein bitterer Kommentar, sondern ein Tatsachenbericht. Die Fähigkeit zu heilen ist durch die aufregenden medizinischen Fortschritte bestärkt worden, die in den letzten zwanzig Jahren erreicht wurden: Organtransplantationen, Herzchirurgie, plastische Arterien(einsätze), Kobaltbestrahlungen usw. Die Medizin überklettert eine Schranke nach der anderen, aber nicht die *Papierschranke*.

Beispiele können überzeugend sein. Im Regionalgebiet von Stockholm wird es infolge einer Reorganisation der Krankenhausstationen möglich sein, 280 Schwestern und 580 sonstiges Pflegepersonal freizusetzen, was eine Umschulung von 20 Krankenschwestern und 50 anderen Kräften pro 1000 Krankenhausbetten bedeutet. Das Geheimnis liegt in der Ausbildung, der Spezialisierung und einer neuen Welle von Computereinsatz. Arbeiten wie Reinigen, Essenreichen und Tellerwaschen, Bettenmachen, Reinigen der Gebrauchsgegenstände und Materialtransport werden von einer zentralen Stelle außerhalb der Station erledigt, die speziell dafür ausgebildetes Personal zur Verfügung hat. Solche Hilfsmittel sollten über modernste technische Geräte verfügen können und einen hohen Grad an Mechanisierung aufweisen.

Der Gedanke eines Systems ohne Papier, das eine direkte Wechselwirkung zwischen dem Arzt und den Daten gestattet, beginnt und endet mit der Fähigkeit des Arztes oder der Schwester, den Patientenstatus über eine *Nachrichten-Datenstation* aufzunehmen. Die vorliegenden Entwürfe berücksichtigen zum Teil übergenau die Notwendigkeit, daß die Informationselektronik dem Arzt helfen sollte, seine Untersuchung am Bett gleich oder besser als die Schwester mit ihrem enormen Papieraufwand zu bewerkstelligen. Die Krankenanstalt könnte dem Arzt kleine Eingabegeräte zur Verfügung stellen, die er mit sich trägt, wenn er seine Visite macht. Diese Geräte könnten dann im Zimmer des Patienten mit einer Art *Datenanschlußsteckdose* verbunden werden und würden es somit erlauben, dem Computer wichtige Informationen zukommen zu lassen. Auch könnte der Computer dem Arzt, wenn er es wünscht, sofort Kopien liefern. Viel der Arbeitszeit der Schwestern ließe sich dann einsparen, denn sie braucht dem Arzt nicht mehr wie sein eigener Schatten zu folgen. Während hier in diesem Bericht zwar die Schwestern in die Betrachtungen über die menschliche Arbeitskraft einbezogen wurden, ist die Krankenhausstruktur als solche absichtlich ausgelassen worden. Dies war notwendig, da ein derartiges Thema den Rahmen dieser Arbeit sprengen würde.

4.3. Notwendigkeit der Ausbildung in der Gesundheitsfürsorge

Eine komplexe technische Ausrüstung kann nicht vor einem schwachen intellektuellen Hintergrund arbeiten. Der Erfolg der Medizin wird wahrscheinlich mehr von der Erfahrung in der Informationsverarbeitung des Praktikers und des Forschers beeinflußt als von sonst einem anderen einzelnen Faktor. Daran ändert auch der Glanz einer perfekten Computerhardware nichts. Die Ausweitung des medizinischen Wissens und der wachsende Bedarf an Patientenversorgung legen mehr Betonung auf die menschliche Komponente des Gesundheitssystems, die bis jetzt immer noch das schwächste Glied ist. Das Problem besteht nicht darin, Löcher zu stopfen, sondern Standpunkte und Ausbildungsaussichten weitgehend zu verändern. Um den *Flaschenhals* in der Kommunikation zu beseitigen, sollte die medizinische Versorgung so organisiert sein, daß sie mit industrieller Präzision arbeitet. Nur dann kann der Computer zu einer nützlichen Hilfe im Gesundheitsdienst werden. Um den Engpaß der menschlichen Arbeitskraft zu beseitigen, sind großangelegte Ausbildungsprogramme angeraten.

Bislang hat man vielfach versäumt, Ärzte, Schwestern und das technische Personal in regelmäßigen Zeitabständen weiterzubilden oder ihr Wissen aufzufrischen. Auch ist es nicht gelungen, in diesem Bereich medizinischer Versorgung eine angemessene Zahl an Arbeitskräften auszubilden. Diese Problematik muß sorgfältig unterschieden werden. Der erste Punkt schließt die Tür für wissenschaftliche Fortschritte in der Medizin. Der zweite macht künftig eine Art Krankenversorgung, wie sie in der Vergangenheit angeboten wurde, praktisch unmöglich. Wenn der zweite Mißstand nicht eintreten sollte, dann wäre das Schlimmste, was eine Nation machen könnte, den *Status quo* in den kommenden Jahren in der Krankenversorgung zu erhalten. Wenn beide Mißstände eintreten sollten, so werden allem Anschein nach harte Zeiten auf uns zukommen.

In Schweden gab es Ende 1967 etwas mehr als 8000 Ärzte, aber es war ein beträchtlicher Mangel spürbar. Jedes Mittel wurde eingesetzt, um den Fehlbedarf zu decken: Erweiterte Ausbildung bis an die Grenzen der Kapazität der medizinischen Fakultäten, sowie neue Ausbildungseinrichtungen in Göteborg und Umeå, Anwerben von ausländischen Ärzten, die jetzt etwa 15 % der gesamten schwedischen Ärzteschaft ausmachen, zeitlich befristete Beschäftigung anderer Skandinavier, hauptsächlich dänischer Ärzte, zu einem bedeutend höheren Gehalt, ferner die Beschäftigung von Medizinstudenten und Wehrpflichtigen als Hilfskräfte. Trotz dieser Maßnahmen besteht immer noch ein sehr ernster Mangel an Ärzten, vor allem in kleineren schwedischen Krankenhäusern. Ein Mangel, der sich besonders in der Tuberkulosebehandlung, in der Behandlung Geistesgestörter *(Psychiatrie)*, also auf funktionalem Gebiet und auch geographisch stark bemerkbar macht. Am stärksten betroffen sind die ländlichen medizinischen Einrichtungen und die abgelegenen nördlichen Teile des Landes.

Für den sachkundigen Leser hört sich das alles bedrückend an. Die Gesamtzahl an schwedischen Ärzten von ca. 8000 entspricht ungefähr der Abgängerzahl, die 1968 die medizinischen Hochschulen in den USA verlassen hat. Diese Zahl wird als unzureichend angesehen, um das Verhältnis der Ärztezahl pro Einwohner aufrechtzuerhalten. Die Statistiken unterstreichen den sofortigen und dringenden Bedarf, medizinische Ausbildungseinrichtungen zu erweitern und neue zu bauen, um solchen Anforderungen zu entsprechen. Über diese Erweiterungen der Ausbildungsstätten hinaus muß der Studiengang genau unter die Lupe genommen werden. Die Tatsachen zeigen, daß es für die Mediziner nicht leicht sein wird, an ihrer gegenwärtigen Stellung im Gesundheitswesen festzuhalten, ganz zu schweigen davon, daß die Situation nicht verbessert wird, wenn sie die Ausbildung nicht erheblich unterstützen. Alle Mediziner müssen zu der Erkenntnis kommen, daß Weiterbildung allein kein Grund ist, stolz zu sein. Die ärztliche Fortbildung ist eine grundlegende, eindeutige Notwendigkeit, damit die Medizin überleben kann. Lebenslanges Lernen wird für den Arzt in einer kleinen Gemeinde sogar noch wichtiger sein. Seine stark frequentierte Praxis läßt ihm wenig Zeit oder Gelegenheit, mit dem umfangreichen neuen medizinischen Wissen in Kontakt zu kommen. Um ihm einen arbeitsfähigen Kontakt zum medizinischen Fortschritt zu ermöglichen, muß sich seine Ausbildung über sein gesamtes Berufsleben erstrecken. Wenn dies für den Arzt auf dem Lande gilt, dann ist der Arzt in der Stadt nicht viel besser dran. Auch er braucht stetige Weiterbildung. Dies trifft im allgemeinen auf alle wissenschaftlichen Disziplinen zu. Alle Berufe stehen heutzutage unter dem starken Druck, mit dem beschleunigten Wachstum wissenschaftlicher Erkenntnis Schritt zu halten.

Wegen der Auswirkungen, die ein Weiterbildungs- oder Umschulungsprogramm haben kann, erfordert diese Arbeit begeisterte und tatkräftige Dozenten, die ständig die neuen Gedanken, auf denen die Berufspraxis in den kommenden Jahren beruht, beobachten und untersuchen. Bei diesen Bildungsaussichten sollte dem Hilfsmittel Computer die Aufmerksamkeit gewidmet werden, die es verdient. Keine Weiterbildungsprogramme können von bleibendem Wert sein, wenn die Mathematik dabei nicht eine große Rolle spielt. Die Mediziner sollten erkennen lernen, diesen ersten und wichtigen Schritt bei der Implementierung eines EDV-Systems richtig einzuschätzen, damit sie in ihrer Wissenschaft nicht zurückbleiben. Der nächste entscheidende Schritt betrifft die vorbereitenden Tätigkeiten und die angemessene Planung. Die mechanischen Tätigkeiten der Implementation stehen ganz am Ende der Liste. Wenn die Leute, die für den Einsatz der EDV-Anlage verantwortlich sind, nicht entsprechend ausgebildet sind, wenn sie nicht darauf ausgerichtet sind, ihren Beruf im weiteren Rahmen zu sehen, dann wird das elektronische System fast immer versagen. Negative Ergebnisse eines so mißlungenen Unterfangens werden wahrscheinlich jeden Winkel der Medizin betreffen.

Das Installieren einer elektronischen Rechenanlage kann grob eingeteilt werden in drei Phasen. Zuerst kommt eine Eignungsuntersuchung, dann eine Vorinstallationsplanung, schließlich die Veränderungen nach der Installation. Wenn ein Erfolg erzielt werden soll, dann muß die Personalumstrukturierung frühzeitig während des Planungsstadiums erfolgen. Das heißt, dem Ausbildungsbedarf muß entsprochen werden. Hier werden ganz spezielle Erfordernisse in der Ausbildung angesprochen. Nämlich die Ausbildung der Ärzte und des sie unterstützenden Personals, um ihnen allen einen sinnvollen Gebrauch des Computers zu ermöglichen. Das Wesentliche am Medizinstudium und in der permanenten Ausbildung des Arztes selbst ist der *Horizont*, ein Gesichtspunkt, der nicht notwendigerweise mit der Installation einer Computerausrüstung verbunden ist. Es scheint, daß das größte Problem der Weiterschulung des medizinischen Personals nicht darin liegt, sie vom Wert der verwendeten Ausrüstung zu überzeugen, sondern bei ihnen in augenfälliger Weise das Selbstinteresse zu wecken, das sie hinter dieser Aufgabe sehen müssen. Andererseits kann und wird der Widerstand groß sein, um so mehr, da die Einführung eines Computers wahrscheinlich alle möglichen festgefügten Gewohnheiten beeinflußt und einen Grad an Zentralisierung erfordert, der in den verschiedenen Abteilungen unpopulär ist.

Die Besorgnis ist sowohl psychologisch als auch materiell begründet. Eines der ersten Probleme, das bewältigt werden muß, liegt wahrscheinlich im Abbau des Widerstandes beim Personal. Das Europäische Büro der Weltgesundheitsorganisation vertritt die Meinung, daß es gewöhnlich beim Stammpersonal ein starkes Mißtrauen neuen Verfahren gegenüber und ein Widerstreben gibt, eingefahrene Arbeitsabläufe zu verändern. Erfahrungen haben gezeigt, daß es nicht einfach ist, eine Änderung der Ansichten zu erreichen. Es ist darum wesentlich, die Grundlagen sorgfältig vorzubereiten und das Personal dazu zu überreden, die praktischen Erleichterungen durch den Computer zu akzeptieren, da sie ja ihre tägliche Routinearbeit betreffen.

In der Krankenhausverwaltung, ganz besonders was die zeitlichen Faktoren betrifft, wird ein höherer Grad an Genauigkeit erforderlich. Der Leiter dieser Abteilung wird eine Kunden/Zulieferer-Beziehung mit den Abteilungsleitern herstellen müssen, auf deren Kooperation er angewiesen ist. Solche Leute müssen von allen Gesichtspunkten des neuen Systems vollständig unterrichtet sein, insbesondere dort, wo es ihre individuellen Handlungen und Interessen berührt. Der Widerstand gegen Neuerungen ist keineswegs ausschließlich ein Phänomen in der Verwaltung.

Zwei Ärzte der *School of Medicine, John Hopkins University* berichteten zusammen mit Ingenieuren der Firma *Westinghouse*, daß die Ärzte über die Extrazeit verärgert waren, die beim Anlegen von Elektroden und beim Vertrautmachen mit Bildschirmeinrichtungen auftrat. Der Bericht fährt fort, daß die Antipathie sich merklich verringerte, nachdem man ihnen Zeit gelassen hatte, um Funktionsweise der Einrichtungen kennenzulernen. In den meisten Fällen ist die Wahrheit weitaus prosaischer. Der menschliche Geist ist oft nicht imstande, das Ausmaß und den Einfluß von Innovationen zu begreifen. Einfaches Erläutern wendet das Blatt nicht, denn falschverstandener Selbstschutz schafft oft einen schwer zu überwindenden Widerstand.

Der gesunde Menschenverstand sagt einem, daß die Ausbildungsbemühungen in jenen medizinischen Abteilungen besonders intensiv sein sollten, denen die Computer und die industrielle Elektronik dienen soll. Sowohl Ausbildung, als auch angemessene Beratung müssen für alle medizinischen Gruppen und Verwaltungsabteilungen zur Verfügung stehen. Es wird in den kommenden Jahren unvermeidbar sein, daß ein Systemanalytiker zu einem wichtigen Mitglied des Krankenhausteams wird, um erklären, zeigen und unterrichten zu helfen. Mit diesen Gedanken im Hintergrund muß ein fähiger Ausbildungsplan entwickelt werden. Dieser beinhaltet einen Prozeß, der sich logisch in Phasen gliedert, die den Phasen der Computereinführung ähnlich sind, aber ihnen zeitlich vorangehen. Die Tätigkeit der Ausbildung besteht nicht nur darin, Fakten zu ermitteln, sondern auch darin, zur Realisierung des Systems beizutragen.

Ein Ausbildungsplan würde nicht vollständig sein, wenn nicht auch der angemessene mathematische Hintergrund bereitgestellt wird. Weil die Gesundheitsfürsorge eine Systembetrachtungsweise annimmt, um in möglichst kurzer Zeit und zu möglichst niedrigen Kosten ihre Probleme zu lösen, schaffen mathematische Hilfsmittel neue Perspektiven.

Daneben gibt es auch andere Gebote. Ein wichtiges, das man kennenlernen muß, ist das, wie man sich selbst hilft. Während der Eignungsuntersuchungen sollte man im medizinischen Bereich nicht auf einen einzigen Computerhersteller oder ein Computersystem festgelegt sein. Somit muß die Ausbildung entweder von einem Mitglied des eigenen Personals durchgeführt werden, oder es müssen Fachleute zu diesem Zweck vorübergehend angestellt werden.

Schließlich sollte die EDV-Abteilung des Krankenhauses intern genug Wissen aufgebaut haben, um sich auf ihr eigenes Personal verlassen zu können.

Die effektivste Art, vom Standpunkt des Lernenden aus betrachtet, ist der Schulungskurs durch programmierte Unterweisungen. Dies hat mehrere Vorteile: die Teilnehmer werden nicht durch andere Tätigkeiten abgelenkt, die Lehrkräfte sind gewöhnlich besser vorbereitet, und es gibt die Möglichkeit intensiver Mitarbeit. Jedoch wird es für einige Leute nicht möglich sein, für einige Monate ihre Arbeit zum Besuch eines Schulungskurses zu verlassen. Mögliche Gründe sind die Kosten (zu wichtig, um ihr Gehen zu erlauben), die Unmöglichkeit den Arbeitsplatz zu verlassen (man kann es sich nicht leisten, zu diesem Zeitpunkt nicht verfügbar zu sein) oder die bloße Tatsache, daß kein geeigneter Schulungskurs zur passenden Zeit zur Verfügung steht. Wenn dies eintritt, sollten Schulungskurse innerhalb der Krankenhäuser durchgeführt werden, um die Zeit der Abwesenheit möglichst klein zu halten. Dieser Weg könnte jedoch zu Ablenkungen und Unterbrechungen führen, die auftreten, wenn Schulung und Arbeit miteinander vermischt werden. Eine weitere Schulungsmethode sind kurze Unterweisungen und besondere Vorführungen, die auch im Krankenhaus abgehalten werden können. Literatur in Gestalt kleiner Broschüren, die speziell auf das Vorgetragene zugeschnitten sind, können hier sehr nützlich sein. Jedoch ist dies gewöhnlich nicht so wirkungsvoll wie eine richtige Schulung. Es kann besonders für jene nur von begrenztem Wert sein, die wegen Überbelegung am Kurs nicht teilnehmen können.

Sollte die Herausforderung des Anfangstrainings Erfolg haben, so wird ein Großteil der Ausbildung in der Vorinstallationsphase liegen, in der man an den auftretenden Problemen schon mitarbeitet. Viel kann von den Leuten gelernt werden, die schon mit der Automatisierung vertraut sind, insbesondere wenn sie mit Computern in Krankenanstalten gearbeitet haben. Mit der Zeit wird der Computer in steigendem Maße als nützlich und schließlich notwendig angesehen werden.

Zum Zeitpunkt, wenn der Computer installiert wird, sollten die meisten Schulungsprojekte bereits abgeschlossen sein. Einige Zeit wird man sicherlich noch damit verbringen, das Personal mit der täglichen Arbeitsroutine vertraut zu machen. Danach sollte aber die Ausbildung nicht aufhören. Wenn die Installation ein wirklicher Erfolg werden soll, muß die Weiterbildung des Personals so lange andauern, wie das Computersystem benutzt wird.

Es wird durchaus nicht vergessen, daß die Probleme, die mit der Ausbildung einer Mindestanzahl von Personen zusammenhängen, um ein nationales Gesundheitssystem zu implementieren, weitaus größer sind, als alles, was hier beschrieben wird. Schon eine Anzahl fähiger Fachleute zu finden, die für die Ausbildung geeignet sind, ist eine Aufgabe, die ihrer eigenen Würdigung wert ist. Die Fachleute, die benötigt werden, ein solches System zu entwerfen und zu implementieren, sind nicht leicht zu finden. Dies ist ein guter Grund, warum

ein langer Anlauf für die Automatisierung im Gesundheitswesen genommen werden sollte.
Gesundheitsfürsorge kann nicht sichergestellt werden durch rhetorische Erklärungen über moralische Ziele und gute Absichten. Die Realität gibt einem, der imstande ist, das Kleingedruckte der Geschichte der Wissenschaft zu lesen, einen unerfreulichen Einblick. Die Medizin schafft durch ihre strukturellen Lücken ein Chaos in fünf Punkten:

- ständig steigende Kosten der Krankenversorgung
- Mangel an Entwicklung neuer medizinischer Wissenschaften
- Fehlen verläßlicher Vorhersagen über Gesundheitsprobleme
- Versagen, die Lücke zwischen Angebot und Nachfrage zu schließen
- geringe Möglichkeiten zur Fortbildung

Der Erfolg des Gesundheitsdienstes steht in direkter Beziehung zu seiner Fähigkeit, den Anforderungen, die an ihn gestellt werden, schnell und genau zu entsprechen. Keine Organisation braucht Managementfähigkeiten und Werkzeuge des Managements wie Computer dringender als die medizinischen Einrichtungen. Die Gesundheitsfürsorge muß ganz einfach die tägliche Frage beantworten, wie die Dienstleistungen mit begrenzt vorhandenen Mitteln verbessert werden können.

5. Gesundheitsinformation und Systemvoraussetzungen

Die Anpassungen der immer komplexer werdenden medizinischen Einrichtungen und der neuen medizinischen Technologie an die Bedürfnisse und Beschränkungen der Menschen, die sie benutzen müssen, hat die moderne Technik stark gefordert. Um diese Herausforderung anzunehmen, hat man sich in steigendem Maße auf ein umfassendes logisches Konzept, nämlich das des *systems engineering* stützen müssen. Das Wachsen dieses Systembegriffs und seine Anwendungen interessieren alle, die mit der Medizin zu tun haben. Ein logisches Systemkonzept in der Medizin ist technisch vernünftig, ökonomisch nützlich und eigentlich unbegrenzt in seinem Wachstumsvermögen. Die *Systemanalyse* stellt ein wirksames Mittel dar, um alle Möglichkeiten der *Informationstechnologie* für eine Verbesserung in der medizinischen Versorgung zum Tragen zu bringen. Aus ihr geht hervor, wie die einzelnen Berufsangehörigen bequem Informationen mit *dynamischen* Datenbanken austauschen können, wie Zentren imstande sind, Informationen zu gruppieren und in einer logischen Hierarchie zu speichern. Dies wird eine Hierarchie sein, die Parallelen zu der Informationsstruktur aufweist, die im Gedächtnis des Mediziners durch seine Ausbildung und seine Praxis allmählich gewachsen ist.

5.1. Systemtechnik

Die Praxis der Medizin ist zum großen Teil ein Vorgang der Informationssammlung, -speicherung, -verarbeitung, -wiederauffindung, -extrapolation und -berichterstattung. Diese genannten Vorgänge sind die Bedürfnisse der elementaren Kommunikation, und man sollte nicht vergessen, daß der Erfolg der medizinischen Versorgung stark von den Datenverarbeitungsfähigkeiten des Arztes beeinflußt wird. Dies bedeutet, Fähigkeiten zu besitzen, die mit der beispiellosen Ausweitung des medizinischen Wissens fertig werden müssen.

Es ist gesagt worden, daß die steigende Nachfrage nach Patientenversorgung die Medizin stark bis an die Grenzen ihrer informationsverarbeitenden Möglichkeiten beansprucht. Es sollte auch hinzugefügt werden, daß der Fortschritt in Wissenschaft und Technik seinen stets wachsenden Teil zu den Informationsbedürfnissen zutut. Die Tatsache, daß sich die Informationslast eher vergrößert als konstant bleibt, ist nur die halbe Wahrheit. Die andere Hälfte ist dadurch gekennzeichnet, daß die Schwierigkeiten in der Informationsverarbeitung noch größer werden, solange die Medizin sich hauptsächlich auf manuelle Datenverarbeitung stützt. Die Zeit ist reif, das durch Fortschritte in der Informationstechnik Möglichgewordene auf die Anwendung hin zu untersuchen. Darin ist die Verbesserung durch systems engineering mit einzubeziehen. *Systemtechnik* kann zur Entwicklung eines umfassenden *Krankenhausinformationssystems* führen, das computerunterstützte Datenverarbeitungstechniken in den Routinebetrieb sowohl der Arztpraxis als auch des Krankenhauses tragen kann. Die Systemtechnik hat einen weiten Horizont, der die Grenzen zwischen den einzelnen Berufsdisziplinen und Bereichen nicht beachtet. Sie ist kooperativ und bringt gewöhnlich eine große Anzahl Menschen zusammen, die auf den ersten Blick wenig miteinander zu tun haben. Sie verlangt nach Optimierung, während sie gleichzeitig nach Kompromissen fragt. Denn wenn ein komplexes System erfolgreich entwickelt werden soll, dann sind damit auch Opfer in einzelnen oder mehreren Punkten zum Wohle des Ganzen erforderlich. Systemtechnik verlangt sowohl nach einer breiten Grundlage als auch nach ausgezeichneten Fachkenntnissen, denn diejenigen, denen die Systemfunktionen anvertraut werden, müssen imstande sein, jedes Detail daraufhin zu untersuchen, welche Auswirkung es auf das Ganze haben kann.

Die grundlegende Aufgabe liegt in der Systemerforschung *(systems research)*. Biomedizinische Forschung, Verhaltens- und Sozialforschung haben im Grunde genommen das Ziel, den Mechanismus für das Ausüben einer gewünschten Kontrolle zu verstehen. Das berufsmäßige Eingreifen eines Arztes ist im wesentlichen dazu gedacht, Kontrolle über den Gesundheits- bzw. Gesundungsprozeß auszuüben. Soll diese Kontrolle wirksam sein, dann erfordert dies ein Eingreifen der verschiedensten Disziplinen, was wiederum Informationsbedürfnisse und -verarbeitung vergrößert. Krankheiten und Körperschäden werden bis zu einem gewissen Grade immer komplexer. Sie neigen dazu, viele Komponenten des biomedizinischen Systems einzubeziehen und bringen soziale Nachwirkungen mit sich. Auch erstrecken sie sich über lange Zeiträume. Sie zeigen eine wachsende Flexibilität, und sie erfordern ein Eingreifen zahlreicher medizinischer Disziplinen. Sie beanspruchen Dienstleistungen von vielen, voneinander unabhängigen Stellen. Sie erwarten nahezu, daß der Arzt als Naturwissenschaftler kaltblütig die Krise in der Krankheitsbehandlung meistert.

Dies ist die Meinung vieler führender Autoritäten der Medizin, wie etwa *Professor Dr. Frederick J. Moore (Universität von Süd-Kalifornien)*. Sie fügen auch hinzu, daß innerhalb gewisser Perspektiven der Informationsraum, der von Gesundheitsstörungen eingenommen wird, tatsächlich unbegrenzt und mehrdimensional sein müsse. Neue Informationssysteme müßten demnach entwickelt werden, die dazu geeignet sind, das komplexe System zu verstehen und zu kontrollieren. Diese Informationssysteme müßten imstande sein, mit den Problemen verschiedenster Störeinflüsse fertig zu werden, die von komplexen medizinischen, biomedizinischen und sozialen Vorgängen hervorgerufen werden.

Dem läßt sich hinzufügen, daß die Rolle des *systems engineering* in der Medizin nicht in einer so einfachen Aufgabe wie der Ermittlung der Anforderungen für ein Datenverarbeitungssystem beschränkt ist. Der mit dem Problem befaßte

Ingenieur muß folgende Fragen beantworten: Wie paßt der Computer in das Schema der medizinischen und krankenhausspezifischen Bedürfnisse? Um jedoch diese oder ähnliche Fragen beantworten zu können, ***müssen erst die medizinischen und krankenhausspezifischen Bedürfnisse definiert werden!*** Die Mediziner sind somit aufgefordert, sich auf die Grundlagen zu besinnen. Sie werden aufgefordert, den technischen Zustand ihrer Kunst und die Aussichten für die Fortschritte auf neuen technischen Gebieten zu ermitteln, um in der Lage zu sein, körperliche Krankheiten und Schäden zu bekämpfen. Die Berufenen in der Medizin müssen dazu beitragen, das beste Gesundheitssystem zu ermitteln, das in bezug auf die verschiedenen Ziele erreicht werden kann. Um dies tun zu können, müssen sie eine Bewertungsskala für die verschiedenen medizinischen Funktionen erstellen.

5.2. Gesundheitsinformationssystem

Die Art und Weise, wie man diese Dinge angeht, sollte größtenteils experimentell sein. Die optimale Lösung für das medizinische Informationsproblem ist nicht leicht zu finden. Heutzutage sind sogar praktische Lösungen oft nur in *Gedankenmodellen* vorhanden. Dies wird wohl auch noch für einige Zeit so bleiben. Der medizinische Techniker sollte aber imstande sein, zu beurteilen, ob Interimslösungen die Entwicklung des Systems als Ganzes zulassen, solange noch nicht alle Teile fertiggestellt sind. All dies muß auf einer Grundlage ausgeführt werden, die alles andere als ideal ist. *Moore* bemerkte ganz richtig, daß Gesundheit eine Vielfalt von Arbeitsgebieten beinhaltet, die sich weit über die Verantwortungen oder Fähigkeiten eines einzigen Berufsstandes hinaus erstrecken.

Jede Krankenanstalt oder medizinisch-technisches Zentrum ist zum Beispiel eine Verwaltungseinheit, die in sich möglichst effizient arbeiten sollte. Es gibt keine ständige Nachrichtenverbindung zwischen den verschiedenen medizinischen Einrichtungen. Wenn ein Patient etwa unter Magenkrebs leidet und deswegen zweimal in demselben öffentlichen Krankenhaus behandelt wird, dann steht die vollständige Krankengeschichte seiner ersten Behandlung dem betreffenden Arzt sofort zur Verfügung. Wenn der Patient jedoch beim zweiten Mal ein anderes Krankenhaus aufsucht, ist normalerweise keine Aufzeichnung seiner ersten Behandlung verfügbar. Der Informationsverlust zwischen ähnlich gestalteten medizinischen Einrichtungen kann sehr beträchtlich sein.

5.2.1. Bedingungen und Anforderungen der wachsenden medizinischen Informationsflut

Im Gesundheitsdienst sind die verschiedenen Mitarbeiter in den verschiedenen medizinischen Einrichtungen aufgerufen, diese Informationsbedürfnisse zu berücksichtigen und sich entsprechend zu verhalten. Dies erfordert ganz klar, daß jeder in die Untersuchungsergebnisse und Tätigkeiten der anderen Einblick haben kann. Bei der Entwicklung eines *Gesundheitsinformationssystems* ist es deshalb dringend notwendig, ein System zur Verfügung zu haben, das imstande ist, die medizinischen Informationen von einer großen Anzahl von Personen zu speichern, zu verarbeiten, zu übermitteln und auf Anfrage wieder auszugeben. Es gibt Vorschläge, daß jeder Bürger eine Magnetkarte mit seinen notwendigen Informationen ständig bei sich trägt.

Die Arbeitsweise des Informationssystems ist daraufhin zu untersuchen, ob das in Aussicht genommene EDV-System so entwickelt werden kann, daß es von dem zur Verfügung stehenden Personal bedient werden kann. Der wesentliche Punkt ist eigentlich der, daß in einer großen Anzahl von Fällen der Hauptgrund für die Entwicklung der Systeme darin liegt, die Grenzen des menschlichen Wahrnehmungsvermögens zu überwinden, die durch Physiologie, Geschicklichkeit, Temperament, Größe des Gedächtnisses und mangelndes Rechenvermögen gesetzt sind. Dies gilt gleichermaßen, ob es sich nun um die Steuerung bei einer Mondlandung, die Lösung eines schwierigen mathematischen Problems oder die Verarbeitung von großen Datenmengen handelt.

Die Aufgabenstellung ist damit noch lange nicht zu Ende, ja sie ist noch nicht einmal klar definiert. Wie führende Mediziner dargelegt haben, schwebt die Krankenhausverwaltung unbequem zwischen zwei Polen. Der Grund ist ziemlich klar, da, wie in jeder anderen Disziplin, die Medizin nur vorwärtskommen kann, wenn sie eine Veränderung ganz und gar will. Wenn die Dinge nicht noch weiter kompliziert werden sollen, müßte das zu betrachtende Informationssystem bald neu überdacht werden. Dies ist ein guter Grund, warum *Systemforschung* in Verbindung mit *Systemanalyse* in der Lage sein sollte, zu ermitteln, welche und wo Verbesserungen bzw. Verschlechterungen während der Verwendung eines medizinischen Informationssystems zu erwarten sind.

Der Analytiker muß daher feststellen, ob der geplante Bereich der Krankenfürsorge in seinen Arbeitsgebieten logistisch unterstützt werden kann. Er muß das Ausmaß untersuchen bis hin zu einem geeigneten Systementwurf *(systems design)*. Er muß seine Ideen in einem Entwurf dokumentieren, damit neue Informationssysteme in der Lage sein werden, alle Faktoren gleich zu berücksichtigen. Ärzte und Systemanalytiker müssen sich darüber im klaren sein, daß das entworfene System sicherlich Kinderkrankheiten haben wird. Sie können aber auch darauf vertrauen, daß das neue System die Grundlage jeder weiteren Entwicklung sein wird.

Auf den ersten Blick mag dies alles nicht ganz klar sein, aber diese Dinge passen zum allgemeinen Problem der Informationsverarbeitung, dem sich die moderne Medizin gegenübersieht. Jede Antwort muß den Entwurf beeinflussen, wie sie auch ihren Einfluß auf die Arbeitsweise des fertigen medizinischen Informationssystems haben wird. In gleicher Weise gelten diese systemumfassenden Forderungen natürlich auch für alle anderen Fälle, ob es nun um medizinische Diagnoseverfahren, um Kontrolle des Arzneiwarenlagers oder um *On-line*-Patientenüberwachung geht. Alte Strukturen müssen weichen, weil sie nicht flexibel genug sind. Es sollte mit Überzeugung an all diese Dinge herangegangen werden.

Was über die Systemanalyse im medizinischen Tätigkeitsfeld gesagt wurde, gilt genauso für die dringende Notwendigkeit über die Ergebnisse medizinischer Arbeit informiert zu sein. Es ist eine Tatsache, daß sich ungefähr alle zwanzig Jahre die Literatur auf allen Gebieten der Medizin verdoppelt. Die Wissenschaftsgebiete selbst ändern sich, wie sich z. B. die Biologie weiterentwickelt hat oder wie etwa die Verhaltensforschung und andere Gebiete mehr ins Blickfeld der Medizin rücken. Es ist nicht überraschend, daß kein einzelnes System mehr in der Lage ist, alle informationsverarbeitenden Tätigkeiten solch unterschiedlicher Sektoren und Gebiete wie Zahnmedizin, Humanmedizin, Krankenpflege, Pharmazie oder allgemeiner öffentlicher Gesundheitseinrichtungen auszuführen, während es gleichzeitig imstande sein muß, den grundlegenden Anforderungen für diagnostische und prognostische Zwecke gerecht zu werden.

Niemand kann somit Gründe dagegen anführen, daß es vernünftig und notwendig ist, ein *Informationsnetzwerk* aufzubauen, das Daten bearbeiten kann, die für das Gesundheitswesen wichtig sind. Auch im Bereich der medizinischen Fortbildung sollten solche Informationen wie Katalogeingänge, bibliographische Hilfen, Literaturauswahl, Fernsehlehrgänge, Lehrfilme, Lerncomputerprogramme und Texte durch ein EDV-System gespeichert, wiedergewonnen und geändert werden können. Schließlich könnte ein derartiges Informationsnetzwerk für die medizinische Fortbildung mit der nächstgelegenen Universitätsbibliothek verbunden sein, um den medizinischen Büchereien und Leseräumen und auch in die Räume des medizinischen Personals und in die studentischen Lesezimmer relevante Informationen zu senden. Wenn dieses System weit genug entwickelt ist, könnten Computerdatenstationen es dem Benutzer gestatten, eine Anfrage nach medizinischen Daten einzutippen, um kurz darauf eine Antwort vom Computer zu erhalten. Wenn die optischen Leser technisch ausgereift sind, dann könnten sie Klartext direkt in den Speicher einlesen. Umgekehrt können Telebildübertragungsgeräte über Fernmeldewege Computersignale empfangen und sie dann entsprechend ausdrucken. Medizinische Forschungsprogramme könnten somit auch großen Massenspeichern zugeführt werden, um jederzeit zur Verfügung zu stehen.

Solche Entwicklungen liegen teils immer noch in der Zukunft. Derzeit versprechen Projekte gerade in dem Bereich Erfolg, wo sich die EDV mit der Informationsverarbeitung in der Verwaltung, mit Aufgaben des verwaltungsinternen Verkehrs, der Datengewinnung und der Katalogisierung beschäftigt. Wichtig vom System her ist hierbei die *On-line*-Computertätigkeit. Aber es stehen noch nicht überall die erforderlichen Finanzmittel zur Verfügung, um diese Systeme technisch praktikabel und in finanziell annehmbarer Form zu

realisieren. Das Projekt eines Gesundheitsinformationssystems *(Health Services Information Center – HSIC)* beschäftigt sich damit, einen Bibliothekdienst aufzubauen einschließlich aller damit anfallenden Arbeiten, wie Entleihen von Literatur und Photokopieren sowie alle übrigen gewünschten Benutzerhilfen zu gewähren. Das Ziel besteht darin, die Informationsverarbeitung überall dort anzuwenden, wo traditionelle Methoden verbessert werden können.
Dieses Projekt würde Bibliographien und Referenzlisten (Nachschlagelisten) nachprüfen und herausgeben. Dazu sind Computerprogramme zu entwickeln, um diesen Dienst zu automatisieren. Dabei sind Systementwürfe zu testen, die es dem Computer ermöglichen, bestimmte Probleme zu lösen, wie z. B. Daten wiederzugeben, zu verwalten und zu organisieren, theoretische und psychologische Tests sowie viele andere solcher erkennenden Tätigkeiten mit hoher Geschwindigkeit durchzuführen. Solche von Menschen geschaffenen Kooperationen sollten viele der Lehr- und Forschungstätigkeiten im medizinischen Hochschulbereich erleichtern. Da viele Erscheinungsformen in medizinischer Diagnose und Prognose spezialisierte Problemlösungen erfordern, müßte ein Gesundheitsinformationssystem *(HSIC)* ein Programm entwickeln, das *Online*-Computerunterstützung bietet beim Interpretieren von EKGs und EEGs sowie für die Röntgenabteilung, für die Aufstellung und Beurteilung der Laborergebnisse für die Diagnose, beim Aufnehmen von Krankengeschichten und Bewerten der Differentialdiagnosen und -prognosen. Computersimulation medizinischer Vorgänge könnte somit möglich sein bis hinunter zur Ebene von Gebäudeplanung oder Änderung von Gelände und Gebäuden im Krankenhausbereich.
Unterstützen medizinischer Tätigkeiten, einschließlich der Patientenaufnahme und der Verwaltung der Patienten, Aufstellen von Plänen für die Arztbesuche der ambulanten Patienten, Speicherung und Wiederauffindung von Krankenakten, Aufzeichnen der medikamentösen Anordnungen des Arztes, Aufzeichnen klinischer Daten und klinischer Tätigkeiten, finanzielle Planung und Kontrolle, dies alles sind durchführbare und einleuchtende Projekte im Krankenhaus. Schneller, leistungsfähiger und vollständiger Zugriff auf Informationen, die für die ärztliche Tätigkeit wichtig sind, und die Ausstattung des Arztes mit den allerneuesten und besten EDV-Systemen, dies alles verlangt nach vielen Zwischenschritten und nach ebensovielen Jahren unermüdlicher Arbeit.
Bei der Betrachtung zu neuen Entwicklungen im Bereich medizinischer Elektronik müssen zwei Dinge erwähnt werden:

1. Es besteht die Notwendigkeit der verstärkten Forschung; denn das, was man hat, ist weit davon entfernt, eine zufriedenstellende Lösung zu sein.
2. Die angemessene Methodik, um diese Forschungsbemühungen zu lenken, muß noch entwickelt werden.

R. N. *Rand* vom *Department of Laboratories, St. Mary's Hospital in Rochester, New York,* berichtete von den Ergebnissen einer Prüfung von Kliniken in

Kanada: 170 unter ihnen verfügten über ein Kontrollserum für das von ihnen zu untersuchende Serum. In Abhängigkeit von der angewandten Methode waren zwischen 40,5 und 49,2 Prozent der gelieferten Untersuchungsergebnisse *unannehmbar*. Von einer bestimmten Serumart waren sogar 83,5 % der Ergebnisse *unbrauchbar*.

Während dies Beispiel die klinisch-chemischen Laboratorien betrifft, kann man dieselbe Art von Fehlern und Mängeln in den meisten anderen Gebieten der Medizin antreffen. Wie kann man solch fundamentale Mißstände beseitigen? *W. J. Perkins* vom *National Institut for Medical Research, London*, erläuterte die Überlegungen, die bei der Planung und Entwicklung von medizinischen Elektronikausrüstungen angestellt werden müssen. Er sagte, da wenigstens zwei wissenschaftliche Disziplinen an solchen Projekten beteiligt sind, müsse man sich bei der Projektentwicklung sehr sorgfältige Gedanken machen. Die meisten Probleme auf diesem Gebiet sind dreiteilig:

1. Die Notwendigkeit biologische Messungen durchzuführen. Dies ist offenbar das Gebiet der Biologen.
2. Die Konstruktion eines Instrumentes, das die erzeugte physikalische Größe mißt. Dies sollte von einem Ingenieur oder Experimentalphysiker durchgeführt werden.
3. Die Entwicklung eines Umsetzers, der biologische Information in physikalische Größen umwandelt. Ein Gebiet der biologischen Ingenieurwissenschaft.

Zum letzten Punkt sei eine Anmerkung gestattet: Die Biologen versuchen manchmal, ihre eigenen Instrumente zu entwickeln, um sie besser zu verstehen. Dies kann zu Schwierigkeiten führen. Wenn der Biologe ein Gerät für seine Anwendung geeigneter zu machen versucht, vergrößert er die technischen Probleme. Vieles von dem, was zur Zeit zur Verfügung steht, von der Methodik bis zu den Apparaten, verläuft im Sande der Unwirksamkeit. Eine Unwirksamkeit, die aus allen möglichen Gründen betont und am Leben erhalten wird.

5.2.2. Auswahlkriterien für Speichersysteme

Vieles von dem komplizierten Zusammenspiel, das mit der Informationsspeicherung und den Wiedergewinnungsproblemen zusammenhängt, betrifft die Tatsache, daß »ökonomische Speicher« so gut wie nicht zur Verfügung stehen: gemeint sind Speichermedien, die imstande sind, die großen Mengen an zu speichernden Daten zu niedrigen Kosten in einer zuverlässigen Weise zu speichern und relativ leicht wiederzugeben. Speicherprobleme haben die Computerhersteller und -benutzer seit Beginn der Datenverarbeitung beschäftigt. Eine *»Speichereinrichtung«* kann im Sinne eines Informationssystems definiert werden als *ein Mittel, Informationen zu speichern und wieder herauszugeben*.

5.2.2.1. Technische Faktoren und Kostenrelationen

Rein begrifflich kann jedes Ding, das zwei oder mehrere verschiedene Zustände annehmen kann, für Speicherzwecke benutzt werden. Jedoch nur einige wenige Materialien haben sich als wirtschaftlich und praktisch erwiesen. Sie können wie folgt aufgezählt werden:

- physikalisch (Lochkarten, Lochband)
- akustisch (Quecksilber-Verzögerungsleitungen)
- optisch (Photographische Aufzeichnungen)
- magnetisch (Magnetkerne, -platten, -trommeln, -bänder, -karten)
- elektronisch (Flip-flops)
- kältetechnisch (Supraleiter)

Der Zugriff zu diesen Speichern kann auf zwei Wegen erreicht werden. Der erste ist der *Randomzugriff*, bei dem man auf eine gespeicherte Information zugreifen kann, ohne daß nicht benötigte Daten gelesen werden müssen. Aufgezeichnete Daten können somit gespeichert, geändert und wiedergewonnen werden, indem man unmittelbar zu ihrem Aufbewahrungsplatz greift. Der zweite Weg ist der des *seriellen Zugriffs*. Um an bestimmte Datensätze zu kommen, müssen dazwischenliegende Daten gelesen werden, bis der gewünschte Satz erreicht ist. Dies ist der Fall bei Magnetbändern.

Speicher mit hohen Vearbeitungsgeschwindigkeiten werden benötigt, wenn das Ein/Ausgabeverhältnis der Daten relativ hoch ist. Das augenblickliche Zurückbleiben der Technologie der Ein/Ausgabegeräte macht die Forderung nach der Entwicklung schneller, preiswerter und zugleich zuverlässiger Speicher noch notwendiger. Doch der Bedarf an Verbesserungen im riesigen Feld der Speichermedien ist und wird bestehen bleiben.

Das Verhältnis zwischen der Größe und der Geschwindigkeit eines Speichers ist ebenfalls sehr wichtig. Das Verhältnis von Fassungsvermögen zu Geschwindigkeit muß ausreichend sein für die Befehle und Operationen, für die Speicherung der Ergebnisse, für die Bewältigung des Datenverkehrs. Abb. 12 zeigt das angenäherte Verhältnis, das zwischen der Speichergröße und der Zugriffszeit besteht. Die Beziehung zwischen Kosten und Zugriffszeit wird in Abb. 13 dargestellt.

Die Ein/Ausgabemengen sind problemabhängig. Große Speicher erfordern die Übertragung von großen Speicherblöcken zum und vom Speicher. Sollen die Störungen, die durch den Datenverkehr hervorgerufen werden, minimiert werden, so bewirkt dies eine Vergrößerung des Speichervolumens und eine Verlängerung der Verbindungsleitungen. Das Ergebnis sind verringerte Geschwindigkeiten und eine Vergrößerung der Komplexität und der Kosten.

Faktoren, die zu den Kostensteigerungen bei Speichern beitragen, sind:

- Zugriffszeitspezifikationen
- Dichte des Aufbaus
- Ausführung

- Zuverlässigkeit
- Logisches Leistungsvermögen

Kostenfaktoren spielen offenbar eine entscheidende Rolle in der Forderung der Medizin nach Einsatz von Computern. Wenn die medizinischen Datenverarbeitungszentren keine sehr hohen Verarbeitungsgeschwindigkeiten benötigen, dann sollten sie nicht für schnelle Zugriffsmöglichkeiten oder Random-

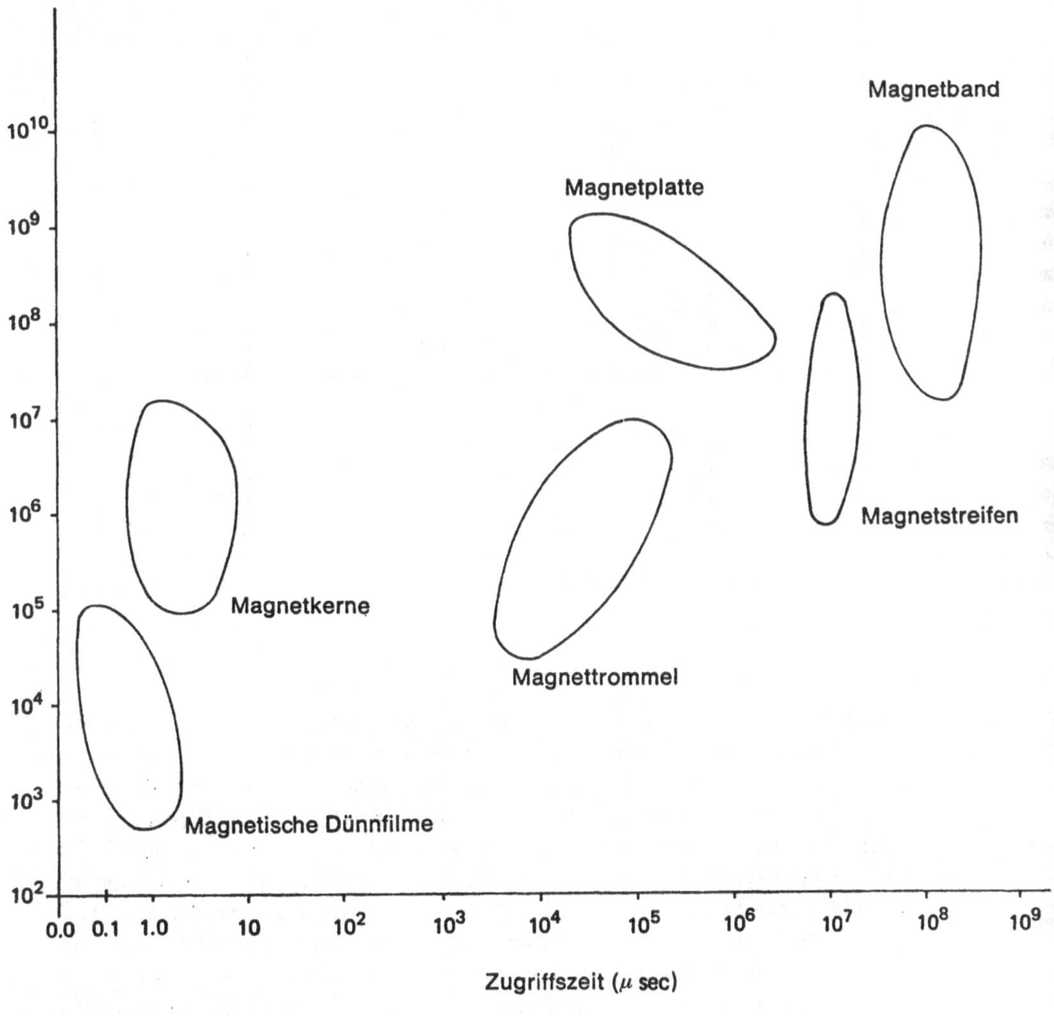

Abb. 12 Relation von Speichergröße zu Zugriffszeit

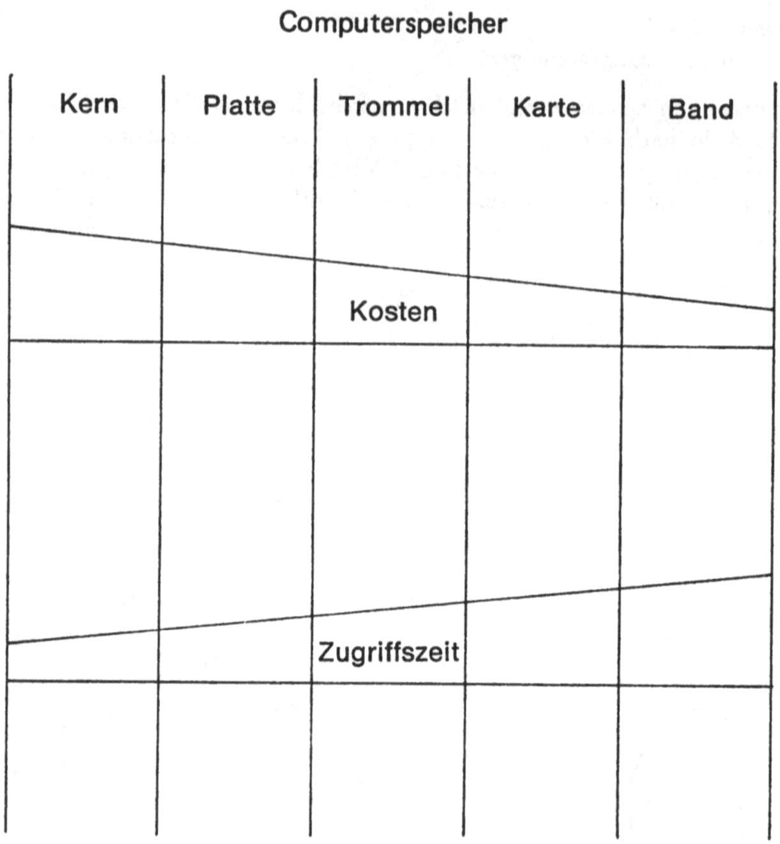

Abb. 13 Relation von Kosten zu Zugriffszeit

zugriff zahlen. Ideal ist es, wenn der Benutzer seinen Wunsch nach hoher Verarbeitungsgeschwindigkeit mit seiner Bereitschaft zu zahlen abwägt, nicht nur in finanzieller Hinsicht, sondern auch für die Unbequemlichkeiten, die durch mehrfache Speicherebenen geschaffen werden. Mehrfache Speicherebenen entstehen bei der Verwendung verschiedener physikalischer Medien zur Informationsspeicherung oder durch verschiedene Adreßsysteme. Das all die gewünschten Eigenschaften eines Computersystems wie Geschwindigkeit, große Speicherkapazität und geringe Kosten schwer zu einem Kompromiß zu vereinigen sind, dürfte einleuchten. Daher verwendet ein EDV-System gewöhnlich eine Kombination verschiedener Speichermedien, um seine Ziele zu vernünftigen Kosten zu realisieren.

5.2.2.2. Arbeitsweisen und Verwendung von Speicherarten

Die augenblickliche Forschung zielt auf höhere Geschwindigkeit und höhere Speicherkapazität in den einzelnen Geräten. Aber es müssen noch viele Fortschritte auf diesem Gebiet erzielt werden. Bis dahin wird die Mehrfachspeicherlösung am Leben bleiben. Einige dieser Arbeitsweisen der Speicherarten und ihre Verwendung sollen im folgenden erläutert werden.

- *Einzelbitspeicherung (Speicherung einzelner Bits)*
  für die kurzzeitige Speicherung von Kontrollsignalen und Ergebnissen vorhergehender Operationen
- *Register*
  für die kurzfristige Speicherung von Daten und Befehlen, um andere Speicher zu adressieren und um bei Verarbeitungsfunktionen zu helfen
- *Scratch-pad-Speicher*
  für mehrfache arithmetische und Kontrollregister sowie für die vorübergehende Speicherung von Zwischenergebnissen, Befehlen oder häufig benutzten Daten
- *Interne Hauptspeicher*
  für die Speicherung von Daten und Befehlen des augenblicklich ausgeführten Programms und anderer Programme, die eventuell schnell benötigt werden
- *On-line-Hilfsspeicher*
  für die Speicherung großer Dateien und Programme, wo Kapazität und Kosten wichtiger sind als Zugriffszeit
- *Off-line-Hilfsspeicher*
  zur Speicherung sehr großer Dateien und Programm-Bibliotheken, wo die Geschwindigkeit eine so kleine Rolle spielt, daß es ausreicht, wenn man diese Daten dem System von Hand zuführt. Diese Speicher sind nicht zu verwechseln mit den Ein/Ausgabegeräten

Man erwartet, daß für die Speicherung einzelner Bits und für Register, wo die Geschwindigkeit ein äußerst wichtiger Faktor ist und die Anforderung an die Kapazität klein ist, *integrierte Monolithschaltkreise* in den nächsten Jahren weiter vordringen. Diese Speicher werden als erste Geschwindigkeiten im Bereich von 50 Nanosekunden ($50 \cdot 10^{-9}$ Sekunden) und darunter erreichen. Aber diese Geschwindigkeit kann sich noch beträchtlich steigern, wenn sich die Technologien verbessern. Einer der Hauptnachteile der integrierten Schaltkreise, ihre Unbeständigkeit, ist in dieser Anwendung nicht von Bedeutung, weil die Daten nur verhältnismäßig kurze Zeit in diesem Speicher bleiben. Integrierte Schaltkreise sind wegen der Fortschritte in den Herstellungstechniken bald in einem Stadium, wo sich hohe Geschwindigkeitstechnik mit geringen Kosten verbindet. Der wahrscheinlichste Rivale für integrierte Monolithschaltkreise scheint auf diesem Gebiet in naher Zukunft die *planare Dünnfilmtechnik* zu sein. Jedoch sind die Geschwindigkeiten, die man mit dieser

Speicherart erreicht, geringer. Außerdem bietet sie nicht so viele Verbesserungen für die Herstellungstechnologie.

Scratch-pad-Speichern gegenüber scheinen integrierte Monolithschaltkreise aus den gleichen Gründen überlegen zu sein. Auch andere Speicherarten müssen jedoch in dieser Kategorie betrachtet werden wegen des nur langsamen Fortschritts in der Vergrößerung der Speicherkapazität von integrierten Schaltkreisen. Planare Dünnfilme werden wahrscheinlich einen Teil des Marktes wegen der nur langsam fortschreitenden Kapazitätsverbesserung der integrierten Schaltkreise behaupten können. Ihre Kapazität ist jedoch momentan noch etwas gering, und sie sind langsamer und teurer als integrierte Schaltkreise.

Der wahrscheinlichste Ersatz für Magnetkerne ist der *beschichtete Draht.* Dieses Speichermedium wird in den nächsten Jahren eine sehr hohe Geschwindigkeit haben, in der Größenordnung von 200 bis 300 Nanosekunden mit einer Speichergesamtgröße von 10^7 Bit. Beide Werte sind gegenüber den meisten anderen Kernspeichern beträchtlich besser. Weiterhin ist der Fabrikationsprozeß stetig, was sehr wirtschaftlich ist. Weiterer Fortschritt in Geschwindigkeit und Kapazität werden es schwierig machen, diese Speicherart in den nächsten 5 bis 7 Jahren durch andere zu ersetzen, vorausgesetzt die Verbesserungsrate, die man geschätzt hat, ist richtig.

Planare Dünnfilme sind eine andere Möglichkeit auf diesem Gebiet. Jedoch ist Kostenverringerung bei ihnen schwieriger. Zudem müßten sie, was ihre Kapazität und Zuverlässigkeit anbetrifft, verbessert werden. Wenn diese Probleme sich bewältigen lassen, können Dünnfilme ihren Anteil auf dem Markt der Speichermedien einnehmen, aber ihre Zukunftsaussichten sind zur Zeit noch ungewiß.

On-line-Hilfsspeicher sind vielleicht die flexibelsten Speicher besonders in bezug auf die Anzahl der Geräte, die zur Verfügung stehen. Was für Geräte der einzelne Benutzer wählt, hängt im großen Maße davon ab, was für ihn am wichtigsten ist: Geschwindigkeit, Kapazität oder Kosten. Die Kapazität ist verhältnismäßig hoch bei verhältnismäßig niedrigen Kosten. Jedoch gibt es mehrere Medien, die für diese Aufgabe geeignet sind und die möglicherweise viel weniger kosten können.

Die billigsten Speicher sind immer noch diejenigen, die eine *magnetisierbare Schicht* verwenden, was heutzutage noch immer die häufigste Speicherart ist. Magnetplatten und Magnetkarten haben sehr hohe Speichermöglichkeiten, aber sie sind im Vergleich zu anderen Speicherarten langsamer. Die Speicherart, die vielleicht einen annehmbaren Kompromiß darstellt, ist der *geätzte Permalloy-Toroid-Speicher.* Die Kapazitätsgröße ist ungefähr die gleiche, wie beim beschichteten Draht. Die Geschwindigkeiten sind etwas langsamer, aber das *Kosten-pro-Bit-Verhältnis* ist beträchtlich geringer. Fortschrittliche Systeme werden in einigen Jahren wahrscheinlich diese Speicherart benutzen, weil sie viele der gewünschten Charakteristiken der *On-line*-Speicherung aufweisen.

Kältetechnische Speicherung ist für *On-line*-Anwendung ebenfalls im Gespräch, aber es wird noch einige Zeit dauern, bis diese Technik für den praktischen Einsatz bereit ist. Aber es gibt beim Herstellen und Überwachen dieser Speicherart viele Probleme, die seine Zukunft zweifelhaft erscheinen lassen. Gleiches gilt auch für Speichermedien auf der Basis der *Laser-Technik.* Die Speichermedien, deren Überlebenschancen am größten sind, sind Magnetplatten, -bänder und -karten.

5.2.2.3. Mikrofilm als Massenspeicher

In den letzten zehn Jahren sind die Speicherkosten bei Datenverarbeitungsanlagen auf ein Zehntel ihrer ursprünglichen Größe reduziert worden, aber die Forderung nach größeren Speichern ist schneller gewachsen. In der Medizin muß schließlich eine Massenspeicherung mit Hilfe von *Mikrofilmen* oder ähnlichem gesichert werden. Ein grundlegendes Mittel ist in dieser Beziehung der 35 mm Mikrofilm. Ein 30 m langer Streifen kann leicht 3000 DIN A 4-Seiten an Informationen speichern.

Die letzten Jahre haben durch neue Entwicklungen die Lochkarten mit Mikrofilmfenstern gebracht, die von ihren Benutzern in Form einer Ziehkarte zur Datenverarbeitung benutzt werden. Mikrofilmkarten der Größe 10 cm × 15 cm gewinnen ebenfalls zunehmend an Popularität, weil sie Druckseiten speichern können. Manche Benutzer blicken schon auf noch kompaktere Speicherformen wie die Photochrom-Mikrobilder *(photo-chromic microimage)*, bei denen auf eine 10 cm × 15 cm große Plastikfolie bis zu 3200 Druckseiten gespeichert werden können. Ein Plastikbehälter kann bis zu 32 Mikrofilmbilder, Zeichnungen oder Skizzen fassen. Das gesamte Fassungsvermögen eines derartigen Speichersystems beträgt 15 750 Behälter oder mehr als eine halbe Million Mikrobilder. Die Zugriffszeit für dieses System soll 3 bis 6 Sekunden betragen, was für die größte Menge aller Suchvorgänge eine äußerst akzeptable Zeitspanne ist. Innerhalb dieses Systems enthalten die Mikrofilmrechtecke *(Chips)* sowohl photographische Aufnahmen als auch magnetisch codierte Informationen. Die Chips werden in Plastikpaketen, sog. Zellen gesammelt, von denen jede bis zu 32 Chips enthalten kann. Diese Chips werden pneumatisch zwischen ihrem Speicherplatz und der Kopiereinrichtung bewegt. Aktenablegen, Wiederherbeiholen und Kopieren kann unter der Kontrolle eines Zentralschaltsystems ohne manuelles Eingreifen erfolgen. Bilder sind innerhalb dieses Systems direkt zugänglich. Dies macht das Auffinden eines gewünschten Bildes möglich, ohne daß die Zentraleinheit in ihrer Datei Zelle für Zelle durchsucht, bis sie die richtige gefunden hat.

In dem Moment, wenn ein bestimmtes Bild angefordert wird, wird seine Adresse innerhalb des Systems aus einem computergespeicherten Index oder einem gedruckten Verzeichnis entnommen. Die Adresse wird dem System auf Lochkarten oder über eine an das System gekoppelte Tastatur eingegeben. Dies hier beschriebene System kann bis zu 1000 Anfragen pro Stunde bearbei-

ten. Die Ausgabe ist weitgehend automatisiert, denn die Speichereinheit (Photographische Bildauffindung) kann direkt mit dem Computer verbunden werden. Ist dies geschehen, kann man zu einer Anfragedatenstation gehen und die Kopie einer bestimmten medizinischen Akte (Datei, Information) anfordern. Die Anfrage wird automatisch durch das Computersystem direkt der Speicheranlage übermittelt, die dann ihrerseits wie beschrieben tätig wird.
Ein Bildchip besteht aus einem 70 mm × 35 mm Polyesterfilm, der auf der einen Seite eine Diazoemulsionsschicht trägt. Auf der anderen Seite befindet sich ein horizontaler Streifen einer Magnetoxidschicht. Das Bild des Chips wird durch Kontakt mit dem Mikrofilm hergestellt. Der Magnetstreifen auf dem Chip kann 100 acht Bit lange Zeichen an Daten speichern, die für Überschriften und Zugriffszwecke gedacht sind.
Eine ähnliche Lösung eines anderen Herstellers beruht auf Mikrofilmen. Befehle für die Herbeischaffung eines gewünschten Dokumentes gelangen über Tastatur, Lochstreifen oder ein Computerinterface in das System. Die angeforderte Karte wird automatisch ausgewählt und entweder dem Bediener übergeben oder in ein optisches System gebracht, automatisch übertragen oder kopiert. Abgesehen vom Kopieren gestattet dieses System auch Vervielfältigungen von Karten sowie die Kopie von Karten auf Rollfilm. Es kann von mehreren entfernten Orten benutzt werden, die mit entsprechenden Anfragestationen ausgerüstet sind, die aus Schreibmaschineneinheiten und einem Fernsehsystem zum Abbilden der Dokumente bestehen. Das gesamte Wiedergabeverfahren beruht auf einer Konzeption, daß alle Dokumente, die zu einer bestimmten Akte gehören, zusammengefaßt werden. Solche Dokumente werden dann zusammen in einem Aktenordner gespeichert. Mit der Zeit müssen Dokumente wie z. B. neue medizinische Untersuchungsergebnisse oder Laborergebnisse diesem Aktenordner hinzugefügt werden. Der Ordner kann mit einem Inhaltsverzeichnis oder einem Identifikationssystem versehen werden, in der gleichen Weise wie es auch dem Krankenhaussystem entspricht.
Bei einer anderen Lösung, die sich auf *Video-Akten* stützt, wird jedes neue Dokument mit der Fernsehkamera aufgenommen, zugleich auf Magnetbildband aufgezeichnet und in einem Abschnitt des Bandes gespeichert, der die Fernsehbilder früherer Dokumente enthält, die sich auf dieselbe Akte beziehen. Dieser Bandabschnitt speichert dann alle Dokumente, die sich auf ein bestimmtes medizinisches Gebiet beziehen, genau wie der Aktenordner die gedruckten Dokumente enthält. Jeder Bandabschnitt hat eine Adresse, die der medizinischen Aktennummer entspricht. Die Adresse wird dazu benutzt, die angeforderte Akte innerhalb der Bandspule automatisch aufzufinden.
Das Krankenhaus bewahrt somit Akten auf Magnetbandspulen auf. Dort sind alle Dokumente in ähnlicher Weise organisiert und aufgezeichnet wie in herkömmlichen Krankenakten. Die täglichen Eingänge können wahllos aufgezeichnet werden, etwa alle auf einen Teil eines Bandes, das das tägliche Eingabeband darstellt. Ist erst einmal das tägliche Eingabeband fertiggestellt,

dann können die Dokumente automatisch zu den Aktenspulen übertragen werden, die die magnetischen Aktenordner für die entsprechenden Dokumente enthalten. Wenn alle Bilder kopiert sind, ist der Aktenarbeitsvorgang für diesen Tag beendet. Um eine bestimmte medizinische Akte wieder aufzufinden, kann der Anfrager die entsprechende Nummer über eine Steuereinheit am Bedienerpult eingeben. Dies löst einen Suchvorgang nach der richtigen Bandspule aus, so daß der gewünschte Magnetaktenordner gefunden werden kann. Die Dokumente in diesem Ordner werden dann elektronisch in einem Kurzzeitspeicher kopiert, und der Aktenaufzeichner ist für neue Anfragen bereit. Dokumente im Kurzzeitspeicher werden zur Betrachtung auf einem Fernsehbildschirm dem Anfrager zur Verfügung gestellt. Der Anfrager kann somit jedes Dokument in den Akten auf bloßen Knopfdruck hin studieren. Wenn gewünscht, kann ein Drucker an den Kurzzeitspeicher angeschlossen werden, der dann Papierkopien von jedem Dokument herstellt. Wenn der Anfrager mit der Akte fertig ist, werden die Bilder im Kurzzeitspeicher gelöscht, und die Einheit ist für neue Anfragen bereit. Keine Akte ist jemals gerade im Umlauf, sogar wenn mehrere Leute an verschiedenen Orten zur gleichen Zeit auf dieselbe Akte zugreifen.

Genau wie die gewohnten Computerspeichereinrichtungen bieten diese Lösungsanfänge einen recht schnellen und automatisierten Informationszugriff. Die Speichergeräte reagieren auf eine Anfrage nach Information, die über Tastatur, von Computern gestanzten Lochkarten oder von anderen Eingabemedien kommen kann. Der Anfrager kann die Akte Seite für Seite einsehen oder kann gedruckte Kopien der Dokumente innerhalb kürzester Zeit erhalten. Die Benutzer dieser Akten können sich in verschiedenen Teilen eines Gebäudes befinden oder sogar Hunderte von Kilometern entfernt sein. Ein Dokument ist für eine Anzahl von Anfragestationen sofort verfügbar, und es gibt keine Möglichkeit, daß die Akten verlegt oder über Nacht von jemandem mit nach Hause genommen werden.

Und was äußerst wichtig ist: diese Speichersysteme weisen eine große Schnelligkeit und Flexibilität im Löschen, Ersetzen oder beim Auswechseln von Akteneingängen auf, ohne dabei die anderen gespeicherten Informationen sehr zu stören. Man sollte den Einfluß richtig einschätzen, den diese Speichersysteme auf die Medizin haben können, wenn sie ins Reifestadium treten und allgemein übernommen werden können. Genau wie die Spurbreite der Eisenbahn die Eisenbahnindustrie standardisiert hat, können die jetzt entstehenden Informationsspeichermedien standardisierend wirken von der Aufnahmeart und der Zugriffsart bis hin zur Bandgröße, der Anzahl der Bits und anderen grundlegenden Standards. Dies würde den größeren medizinischen Informationsdiensten eine optimale Kommunikation und Kooperation ermöglichen.

Schließlich werden solche Informationssysteme anfangen, miteinander zu kommunizieren. Es wird sicher noch zwanzig Jahre dauern, ehe ein internationales medizinisches Forschungszentrum den Kern eines *vereinigten Systems* bilden wird, das alle Gesundheitszentren der Welt erfaßt. Aber es ist nicht unmöglich. Ein Datenübertragungsnetz, das via Satellit, über Kabel oder sogar Laserstrahlen alle nationalen und regionalen Gesundheitsverwaltungen verbindet, das mit Daten über Diagnosen, Prognosen, Medikamente usw. ausgerüstet ist, könnte ein derartiges weltweites Gesundheitssystem bilden. Etwa ab 1980 kann der Bereich des Gesundheitswesens mit den entsprechenden EDV-Systemen ausgerüstet sein, die geeignet oder auch ungeeignet sind für die Anforderungen, die der letzte Teil dieses Jahrhunderts uns und der Medizin stellt.

5.2.2.4. Datensicherung und Abfragekontrolle

Bei dem Wort *»Speicher«* sollte man daran denken, daß das physikalische Medium von der Tätigkeit der Speicherung zu unterscheiden ist. Bislang wurden vorwiegend die physikalischen Eigenschaften der Speicher untersucht. Im folgenden soll auch die *Software* (die Programme und ihre Organisation) behandelt werden, darunter das System LITE *(Legal Information Through Electronics)*, das als ein sehr weit entwickeltes System in bezug auf Datenspeicherung gelten kann. Zwischen den physikalischen Eigenschaften eines Speichers und einem Schema zum Wiederauffinden der gespeicherten Daten hat die Datensicherung ihren Platz.

Die Computertechnologie ermöglicht es jetzt, Informationen zu erzeugen und zu organisieren, die weit über das menschliche Begriffsvermögen hinausgehen, ganz abgesehen vom Beurteilen dieser Information. Aber diese Errungenschaft verlangt ihren Preis. Der Benutzer hat ein brauchbares Programm zu entwickeln, das fähig ist, mit der Informationsmenge und Informationskomplexität fertig zu werden, der er sich gegenübersieht. Er muß auch für eine brauchbare Datensicherung sorgen. Der medizinische Benutzer muß ein System handhaben können, das die Station, von der die Anfrage ausgeht, sowohl in absoluten Begriffen als auch in relativen Begriffen identifiziert. Bei jeder Anfrage an das zentrale System sollte ein Nachweis darüber geführt werden, von welcher Station die Anfrage ausging und welche Art vertraulicher Daten sie erhalten hat. Eine Sicherung muß auch dafür vorhanden sein, daß der Computer keinen Zugriff zu Daten ermöglicht, wenn diese von einer bestimmten Datenstation überhaupt nicht angefordert werden dürfen, oder wenn ein Unbefugter sie abrufen will.

In diesem Zusammenhang könnten verschiedene Fragen gestellt werden. Ist es sinnvoll, die Datenbank mit so vielen Verwaltungsdaten zu überlasten? Gibt es dagegen überhaupt ein wirksames Mittel? Wie kann man Speicher so sichern, daß Nichtbefugte keinen Zugang zu Informationen haben, zumindest nicht zu jenen Daten, die sie nichts angehen? Worin besteht der Unterschied zwischen einem automatischen Filtersystem und einem von Menschen gehandhabten? Wie steht es mit den Alternativen, die Hauptdatei aufzuteilen? Zu wieviel Redundanz kann eine solche Aufteilung führen? Es kann keiner behaupten, die Antworten zu kennen.

Der Zweck einer Datensicherung ist, bei den in einem medizinischen Zentrum oder einem nationalen medizinischen Informationssystem gespeicherten Daten die Privatsphäre des einzelnen zu schützen, indem man sie nur dem befugten Anfrager zugänglich macht. Diese Notwendigkeit hat ihre Gründe; denn während die Informationen in einem nationalen Buchungssystem für Luftfahrtgesellschaften im allgemeinen unpersönlicher Art sind, ist die Information in einer medizinischen Datei gewöhnlich persönlich und vertraulicher Art. Andere Unterschiede zwischen den jetzt üblichen Anwendungen und den geplanten sollten ebenfalls unterstrichen werden. Beim System der Luftfahrtgesellschaften haben alle Anfragedatenstationen die gleichen wichtigen Gründe und Rechte für und auf Information. Demgegenüber können Fragen an ein medizinisches Informationssystem von solch unterschiedlichen Quellen wie von Ärzten, Forschern, Verwaltungsangestellten des Krankenhauses, Krankenkassen oder Privatpersonen kommen. Sie alle haben verschiedene Anforderungen und verschiedene Rechte in bezug auf diese medizinischen Informationen.

Eine nationale Datenbank könnte die privatesten Informationen jedes Bürgers in sich vereinen, von der Sozialversicherung angefangen, bis zur Steuer, zu Verkehrsdelikten, kriminellen Delikten und medizinischen Berichten. Nicht nur Anfragen müssen mit größter Sorgfalt gefiltert werden, sondern es müssen auch die Interessenkonflikte gegeneinander abgewogen werden. Das medizinische Personal braucht wohl kaum das Strafregister eines Patienten zu kennen. Und normalerweise brauchen die Strafvollzugsbehörden keine Kenntnis von den medizinischen Daten eines Kriminellen zu haben. Ebenso gehen Strafregister und Krankenakten normalerweise die Sozialversicherung nichts an und so weiter.

Das Schlüsselwort ist *Datensicherung* und *Abfragekontrolle*. Drei Lösungen sind möglich. Verschiedene Behörden können über Datenstationen zu einer zentralen Datenbank zugreifen. Jeder Behörde wird durch entsprechende Programmierung der Datenstation nur Zugriff zu dem Teil der Daten gegeben, der sie etwas angeht. Die zweite Alternative besteht darin, einige Teile des Speichers so zu sperren, daß unbefugte Anfrager keinen Zugang zu diesen Teilen haben, obwohl die Anfragedatenstation prinzipiell jeden Teil des Speichers erreichen kann. Beide Lösungen haben ihre Nachteile, und – was dazukommt – keine hat bisher bewiesen, daß sie wirksam arbeiten kann. Die dritte Lösung besteht darin, eine zentrale *Datenverwaltungsbehörde* zu schaffen, die ein Treuhänderausschuß leitet, der sich aus Fachleuten zusammensetzt, die für die Verwaltung der gesamten Datei zuständig sind. Der offenbare Nachteil ist, daß die solchermaßen elektronisch ungeschützten Dateien einem Diktator in die Hände fallen könnten. Dann würden die falschen Leute die intimsten, persönlichen Daten erfahren. Geheimhaltung kann nur durch angemessene ethische Werte garantiert werden.

Zurück zu elektronisch gesicherten Kontrollen. Der erste Aspekt, der betrachtet werden muß, ist die Identifikation. Zwei Dinge müssen identifiziert werden:

erstens, welche Person stellt die Anfrage an das System, und ist sie es wirklich? Zweitens, um welche Art von Person handelt es sich, d. h. zu welchen Daten darf diese Person zugreifen?

Die Identifikation zur Berechtigung, mit bestimmten Dateien umzugehen, könnte durch spezielle Karten geschaffen werden. Wenn aber die Karte verloren wird, wie kann das System verhindern, daß es dann unbefugte Personen benutzen? Die ›einleuchtende‹ Lösung ist die, daß man bei Verlust oder Diebstahl einer Karte vom Kartenbesitzer verlangen kann, daß er den Verlust meldet. Ihm wird dann eine neue Karte mit einem neuen Kennwort ausgestellt, und dem System wird die Änderung mitgeteilt. Wenn dem System eine Karte angeboten wird, die nicht das gültige Kennwort trägt, dann ist es nicht schwierig, ein Alarmsignal bei der entsprechenden Datenstation auszulösen. Aber was geschieht in der Zeit zwischen Verlust und Meldung?

Eine andere Frage ist, wie kann verhindert werden, daß Karten dupliziert werden? Man könnte die Kartenbesitzer anweisen, die Karte niemals aus den Augen zu lassen. Aber dieses Verfahren ist nicht sicher genug. Speichersicherung beruht auf drei Dingen: erstens die Person, die auf den Speicher zugreift, zweitens der Speicher, auf den zugegriffen wird und drittens die Operation, die an den Daten ausgeführt wird.

Ein verfahrensrechtliches Datenschutz-System muß nicht nur Prioritäten, sondern auch zulässigen Zugang sicherstellen. Gewisse Klassen von erlaubtem Zugang können definitiv bestimmt werden: Die Verwaltungskräfte in einem medizinischen Zentrum sollten zu allen Abrechnungsdateien Zugang haben. Unterklassifizierungen sollten ebenfalls möglich sein. Ärzte sollten vollständigen Zugang zu den Krankenakten ihrer Patienten haben, aber nicht notwendigerweise zu allen Akten. Deshalb sollte der Name des Hausarztes Teil der persönlichen Daten sein und es sollte festgelegt sein, zu welchen Daten er zugreifen kann.

Einer der Vorteile eines derartigen Systems der definierten Subklassifizierung besteht darin, daß man eine ziemlich gute Kontrolle darüber hat, wer was mit den medizinischen Dateien tut. Ein zusätzliches Kennwort für jede Unterdatei und jedes Programm belasten die Speicher nicht wesentlich. Mittels einer sorgfältigen Analyse könnte es möglich sein, verschiedene Arten von Zugriff in Abhängigkeit vom Anfrager, vom Verarbeitungsprozeß und von der einzelnen Datei her festzulegen.

Es muß beträchtlich viel experimentiert werden, um ein abgerundetes Informationsspeichersystem auszuarbeiten, das in der Medizin benutzt werden kann, das der Ethik der Privatsphäre sowohl des Arztes als auch des Patienten genügt und das für eine allgemeine Anwendung ausreichend wirtschaftlich ist. In dieser Beziehung scheint man von einer arbeitsfähigen Lösung noch einige Jahre entfernt zu sein. Es steht jedoch fest, daß Computerspeicher dynamisch und flexibel aufgebaut sein müssen, wenn ihr Einsatz im Gesundheitswesen weittragende Bedeutung erlangen soll.

5.2.2.5. Datenzugriff

Es war die Rede vom Speicherzugriff, um die Daten wieder zurückzugewinnen. Hier soll davon ausgegangen werden, daß ein Textmagnetband den gesamten zu speichernden Text enthalte einschließlich Überschrift, vollen Wortlaut und der Zeile, unter der dieser Text in der Textdatei zitiert wird. Nach Aufstellung einer solchen Textdatei kann der Computer damit beginnen, eine *Wörterverzeichnisdatei* im Sinne eines Stichwörterverzeichnisses aufzubauen. Die Datenwiedergewinnung wird auf diese grundlegenden Verfahrensschritte aufbauen. Dies Stichwortverzeichnis ist im Grunde ein Wörterbuch, das alle in der Textdatei vorkommenden Sachwörter enthält, ausgenommen die Wörter, die für das Suchen oder die Datenwiedergewinnung keine Bedeutung haben, wie z. B. »und«, »der«, »die«, »das«, »von«. Durch Entfernen dieser allgemeinen Wörter aus dem Stichwortregister kann der Gesamtumfang der kontrollierten Textwörter um etwa 45 % vermindert werden.

Das sind die grundlegenden Gedanken, die hinter dem LITE-System stehen, das von der *U. S. Air Force* entwickelt wurde. Der derzeitige Systementwurf führt die Suche nur auf Grund der vom Benutzer identifizierten Wörter durch. Jedoch ist ein Wörterbuch für Suchzwecke in Bearbeitung. Nachdem die Datei der Stichwörter durchsucht worden ist und nach der Identifizierung der Codes für die Textstellen, die den Suchkriterien entsprechen, beginnt der Computer zu arbeiten, um die gewünschten Informationen auszudrucken. Folgende drei Formen des Ausdrucks sind möglich:

- Eine Liste in Form von Zitaten. Es werden z. B. Band und Seitennummer der Literatur bzw. Akte, die sich auf die gewünschte Thematik bezieht, eine kurze Angabe über den ungefähren Umfang des Themas und ein kurzer Abriß des Inhalts gegeben.
- Eine Liste in Form des vollständigen Textes, d. h. genau wie der Wortlaut im Original vorkommt mit allen Zitaten.
- Eine KWIC-Auflistung in Form eines *Key-Word-In-Context-Ausdrucks* (Verzeichnis der wesentlichen zusammenhängenden Begriffe des Textes). Dieser inhaltlich zusammenliegende Listenausdruck nennt die Textzeile vor und nach dem Suchwort oder Ausdruck.

Der Computer sucht sein gesamtes Sachwortverzeichnis nach geeigneten Bestandteilen durch ohne Rücksicht darauf, welche Art Ausdruck gewünscht ist. Man könnte sogar lediglich die Textausgabe der Zeile anfordern, unter der die Literatur in der Textdatei zitiert wird.

Dennoch würde der Computer den gesamten Text durchsuchen, um alle passenden Stellen aufzufinden, die sich auf das gesuchte Gebiet beziehen. Die Strategie des Programmsystems beruht auf dem KWIC-Index. Das registrierte Wort wird gedruckt und ist dabei von Bestandteilen umgeben, die sich aus dem Zusammenhang ergeben, genau so wie er im Originaltext erscheint.

Der so generierte Text kann von einheitlicher Beschaffenheit sein, da er vom LITE-System in stets der gleichen Weise ohne menschliche Fehlermöglichkeiten erstellt wird. Von Computern erzeugte Verzeichnisse dieser Art lassen sich leicht und schnell auf den neuesten Stand bringen, indem der Informationsbank stets das neueste Informationsmaterial eingegeben wird. Weiterhin ermöglicht ein EDV-System eine 100prozentige wechselseitige Registrierung. Einen für die Literaturdokumentation erforderlichen Informationsaufbau von Hand zu bearbeiten, würde sich allein schon vom Umfang her von selbst verbieten.

Einer der fundamentalen Vorzüge des LITE-Systems ist die starke Flexibilität. Seine Fähigkeiten der Registrierung können in vier Gruppen eingeteilt werden:

1. Registrierung, die nur den ungefähren Umfang, Überschriftenzeilen, übersichtliche Abschnittsbeschriftung oder Paragraphenüberschriften benutzt.
2. Registrierung, die den Gesamttext aller Dokumente innerhalb eines besonderen geschriebenen Textes verwendet.
3. Die Aufbereitung von detaillierten und genauen wechselseitigen Verzeichnissen.
4. Die Aufbereitung von Zitaten mit besonderen Anwendungen.

Im wesentlichen befaßt sich LITE mit der Auswahl aller Dokumente einer großen Anzahl ähnlicher Daten, die einzeln spezifizierte Wörter oder inhaltliche Begriffe enthalten. Diese Dokumente werden vom Drucker des EDV-Systems in einer Form ausgegeben, die es dem Benutzer gestattet, sie zu untersuchen und zu entscheiden, ob sie für seine Anfrage wichtig sind. Die Wörter oder Begriffe, die die Basis für einen automatisierten Suchvorgang bilden, müssen einheitlich sein in dem Sinn, daß sie im Text jedes Dokumentes, das der Benutzer zu lesen wünscht, und eben auch nur dort im erfragten Zusammenhang vorkommen. Das führt dazu, daß bei Wörtern, die in einigen der gewünschten, wichtigen Dokumente nicht auftauchen, der Computer keine Erkennung dieser Dokumente meldet. Wenn umgekehrt das Suchwort in allen gewünschten und in vielen nicht gewünschten Dokumenten auftaucht, dann wird der Computer einen hohen Anteil irrelevanter Informationen identifizieren.

Um diesen Schwierigkeiten zu begegnen, erlaubt das LITE-System dem Benutzer anzugeben, daß alle Dokumente herausgesucht werden sollen, wenn sie eines der Wörter aus der angeführten Liste enthalten. Der Benutzer kann aber auch verlangen, daß Wörter oder Begriffe nur im selben »Satz«, im selben »Dokument« oder innerhalb einer vorgegebenen Anzahl von Wörtern vorkommen dürfen. Dieser Vorgang beim Wiederauffinden von Dokumenten oder Literaturstellen, die Schlüsselwörter enthalten, ist ein rein mechanischer, genau wie die Aufgabe, automatisch einen kurzen Abriß des Inhalts zu geben, ein rein mechanischer Vorgang ist.

Mit Hilfe von AID (*Automatic Abstracting, Indexing and Distribution* – Automatisches Abstrahieren, Registrieren und Verteilen) kann das vollständige LITE-System eine kontrollierte Auswahl ermöglichen. Die Information, die benötigt wird, um die Forderungen des Benutzers zu erfüllen, wird automatisch verarbeitet, um die Bestandteile des Informationsmaterials zusammenzufassen und zu registrieren. Das AID-System untersucht den Text von Stoffen, die der Hauptdatei oder den Basisdaten hinzugefügt werden. Dadurch, daß modifizierte Gewichtungsfaktoren den im Text enthaltenen wichtigen Wörtern zugeordnet werden, stellt das AID-System eine abstrakte Art von Dokument her, das aus einer Menge von hochgewichteten Index-Wörtern besteht. Ferner werden die zwölf informativsten Sätze des Originaltextes und die Person oder Stelle ermittelt, die die Auskunft am dringendsten benötigt.
Die Gewichtungsfaktoren, die den Wörtern und Suchbegriffen beigegeben werden, können auf Grund folgender Eigenschaften abgeändert werden:

- Häufigkeit des Vorkommens im Text.
- Wie oft und wann zuletzt diese individuellen Wörter und Begriffe für Such- und Wiederauffindzwecke benutzt worden sind.
- Zuletzt erfolgte Verwendung eines Wortes oder von Wörtern durch einen Analytiker für Registrierzwecke.
- Wie stark das Interesse an den Wörtern oder Gruppen von Wörtern und Begriffen von seiten der Benutzer des LITE-Systems ist.

Nachdem der mechanische Prozeß der Bestimmung und Modifizierung der Gewichtungsfaktoren für die wichtigen Wörter und Suchbegriffe erfolgt ist, wird das gesuchte Dokument ausgegeben. Zuerst listet der Computer die zehn Wörter mit den höchsten Gewichtungsfaktoren auf. Die nächste Zeile des Dokumentes identifiziert den Ursprung des Stoffes. Darauf folgt eine Zusammenfassung von der Länge von zwölf Sätzen, die aus dem ersten und dem letzten Satz des Originals und zehn Zwischensätzen besteht. Dies wird auf Grund der Tatsache ermittelt, daß sie die größte Anzahl der ausgewählten Index-Wörter enthält. Dieser Teil des Computerausdrucks sollte eher »Extrakt« als »Zusammenfassung« genannt werden. Die Verteilungsphase des AID-Subsystems wird von der *profile referal*-Technik gesteuert. Der Benutzer des LITE-Systems kann sein Interessengebiet oder Verantwortungsbereich definieren. Wenn dieses *Profil* ermittelt worden ist, wird eine Kopie der Druckausgabe für den Benutzer herausgegeben.
Eine andere Möglichkeit, die dem Benutzer zur Verfügung steht, ist, die Suche selbst aufzubauen. Wenn der Benutzer selbst den Suchvorgang mit Hilfe des Computers vornimmt, so hat es den Vorteil, daß die gesamte Kontrolle über dieses neue Hilfsmittel in den Händen der Leute liegt, die den Suchvorgang für ihre Arbeit brauchen. Schließlich gibt die PRINT-Wahl die Möglichkeit, den vollständigen Text eines jeden Dokumentes auszudrucken. Dies ist dort notwendig, wo der Benutzer das Originaldokument nicht in seiner Bibliothek

hat und sich allein auf die Information verlassen muß, die der Computerausdruck ihm gibt. Eine Einschränkung besteht in den Fällen, wo die Dokumente außergewöhnlich lang sind oder wo zahlreiche Schriften vorliegen. Der Computerausdruck könnte hierbei recht mühsam und schwierig zu benutzen sein. Überdies würde die Druckzeit dann weit über der Suchzeit liegen.
Die Testergebnisse des LITE-Systems sind ausgezeichnet. Während einer sechs Monate dauernden Testzeit wurden etwa 215 verschiedene Suchanfragen von LITE verarbeitet und manuell untersucht. Die Ergebnisse dieser Untersuchungen zeigten:

- In 104 dieser 215 Suchvorgänge (48,4 %) war der Computer (LITE) effektiver, und es wurden mehr relevante Zitate herausgesucht als man manuell gefunden hatte.
- In 95 dieser 215 Suchvorgänge (44,1 %) waren Computerergebnisse und manuelle Resultate gleich gut. LITE ermittelte die gleiche Anzahl relevanter Zitate wie von Hand herausgesucht wurden.
- In 16 dieser 215 Suchvorgänge (7,5 %) war der Computer weniger leistungsfähig als die menschliche Suche. LITE suchte weniger relevante Zitate heraus als es beim manuellen Vorgehen der Fall war.

Setzt man das obige Ergebnis des Wiederauffindens von Informationen in Relation zur Effektivität, und nimmt man dabei an, daß alle Dokumente entweder durch Suche von Hand oder durch den Computer ermittelt wurden, dann hatte die menschliche Suchanstrengung ein Wiederauffind-Wirksamkeits-Verhältnis von 51,6 %. In nur 51,6 % der Suchvorgänge war der Benutzer mit der manuellen Suchmethode in der Lage, dieselbe Anzahl wichtiger Zitate zu entdecken wie der Computer.

5.2.3. Entwicklung von Identifikationssystemen

Nachdem die Notwendigkeit hervorgehoben wurde, medizinische Information in eindeutiger Weise für alle, die sie brauchen, zur Verfügung zu stellen, und nachdem von Speichermedien gesprochen wurde, die man zum Aufbau medizinischer Datenbanken benötigt, wird es Zeit, Mittel und Wege zu untersuchen, mit denen die Ursprungsdaten erfaßt werden. Dazu muß vorher das Datenerfassungssystem selbst untersucht werden und mit ihm die Identifikationsgrundlagen, die die benötigte Sicherheit geben, daß die richtige Information am richtigen Platz gespeichert wird.

5.2.3.1. Patientenidentifikation

Der Systemanalytiker beginnt bei seiner Untersuchung der medizinischen Bereiche mit einem besonderen Dokument. Dies soll etwa die schriftliche Anordnung des Arztes sein. Diese Anordnung betrifft den Patienten, seinen Zustand, seine Behandlung und die Verordnung des Arztes. Dabei rückt die

Notwendigkeit eines *Patientennumerierungssystems* für Indentifikationszwecke ins Blickfeld. Welche Art von Patientenidentifikation kann mit einheitlichen Kennzeichen entwickelt werden, die allen Anforderungen genügt? Kann dies auf weltweiter Basis geschehen? Die Notwendigkeit einer angemessenen Identifikation kann nicht überbetont werden. Viele Fälle schwerwiegender Irrtümer im Krankenhaus können auf einen Fehler in der Identifizierung eines Patienten zurückgeführt werden. Es ist die einhellige Meinung vieler Mediziner, daß zuverlässige Identifikationssysteme erarbeitet werden müssen, um Fehler beim Aufzeichnen, Übertragen oder Prüfen von medizinischen Daten zu verringern. Die Zuweisung von Identifikationsnummern in Form eines Personenkennzeichens an die gesamte Bevölkerung ist grundsätzlich als Versuch anzusehen, Personaldaten rationell zu verarbeiten, zu steuern und zu kontrollieren. Abgesehen von seinen offensichtlichen medizinischen Anwendungsmöglichkeiten läßt sich durch ein einheitliches Identifikationssystem relativ einfach eine Zentralkartei über die Grunddaten der Bevölkerung führen. Ein Experiment wie dieses läßt eine Reihe von Fragen zu den Irrtümern aufkommen, die sich bei der Verwendung eines solchen Systems ergeben können.

Führend in der Verwendung von Personal-Identifikations-Systemen sind die skandinavischen Staaten. Norwegen, Schweden und Dänemark verwenden eine neunziffrige Zahl zur Identifikation jedes Einwohners. Die Zahl setzt sich zusammen aus sechs Ziffern für Jahr, Monat und Tag der Geburt und drei Ziffern um Personen, die am gleichen Tag geboren sind, auseinanderhalten zu können. Eine zehnte Ziffer kann noch für Prüfzwecke hinzugefügt werden. Diese Identifikationssysteme sind für einen weitgefaßten Gebrauch bestimmt, der Steuerzwecke, medizinische Versorgung und Polizeiakten einschließt.

In Dänemark, wo im Durchschnitt zweihundert Kinder am Tag geboren werden, scheinen diese drei zur Unterscheidung benutzten Ziffern auszureichen. Wie kann dieses System für die amerikanischen, russischen oder chinesischen Geburtsraten angewandt werden? Eine Erweiterung dieser Ziffernzahl löst diese Probleme. Was macht man mit Bürgern, die aus anderen Ländern kommen? Was für Fehler können sich in ein solches Verfahren einschleichen? Welche Sicherheit gegen Mißbrauch kann gewährt werden? Was für Suchverfahren sind nötig? Sollen nationale Identifikationssysteme entwickelt werden? Kann der Suchvorgang wirklich sicher gemacht werden? Wenn nicht, sollte ein solches System dann überhaupt verwendet werden?

In Norwegen wird das zentrale Einwohnerregister jetzt von Computern geführt. Die Umstellung fand im Zusammenhang mit der Zuteilung von Registriernummern statt, die 1966 beendet wurde. Das Identifikationssystem ist ähnlich den in Schweden und Dänemark verwendeten Systemen. Wie in Dänemark ist hier das Geburtsjahr wichtiger als der Monat. Die Leute sind es gewohnt, zuerst den Tag, dann den Monat und zuletzt das Jahr anzugeben. In Schweden ist es umgekehrt. *Professor E. S. Selmer*, Leiter der mathematischen Abteilung der *Universität Bergen, Norwegen*, hat die Fehlerwahrscheinlichkeiten und die Sicherheit untersucht, die mit der an das Ende der Identifikationszahl gestellten Prüfziffer erreicht werden kann. Sein Ziel war es, die Wirksamkeit der verschiedenen Prüfverfahren zu untersuchen einschließlich der Probleme, die mit den menschlichen Irrtümern bei der Verwendung dieser Zahlen entstehen. Seine Untersuchung unterstützt die These, daß Identifikationsfehler, die durch falsche Information aus der Bevölkerung entstehen, zwei- oder dreimal häufiger erwartet werden können als echte Datenübertragungsfehler. Bei Übertragungsfehlern (z. B. Lochfehlern) herrscht die Art von Fehlern vor, daß eine Ziffer fehlerhaft eingetragen wird. Der zweithäufigste Fehler liegt darin, daß der Geburtstag falsch angegeben wird. Wie berichtet wird, war diese Fehlerrate groß genug, um die psychologischen Hintergründe dieser Fehler näher zu untersuchen.

Um die Lage für medizinische Identifikationssysteme zu verbessern, schlägt *Selmer* ein Verfahren mit zwei Prüfziffern vor, wodurch die Anzahl der Identifikationsziffern auf elf vergrößert wird. Ungeachtet der Tatsache, daß das Problem der Prüfziffer näher untersucht werden muß, bleibt die Frage offen, wie ein wirksames, kompatibles und verläßliches Identifikationssystem weltweit aufgebaut sein sollte. Kann man vom Durchschnittsbürger, dem eine Identifikationsnummer zugeteilt ist, erwarten, daß er die praktischen Gründe versteht, die mit diesem Personenkennzeichen verbunden sind? Sollte der Planer eines solchen Identifikationssystems voraussetzen, daß man imstande ist, sein eigenes Geburtsdatum zu behalten, obwohl Untersuchungen in Oslo gezeigt haben, daß dies nicht immer der Fall ist. Diese Frage ist sehr berechtigt, da sechs der Ziffern das Geburtsdatum darstellen, und der Rest der Nummer kürzer ist als eine normale Telephonnummer. Wie paßt nun dieses Identifikationssystem in die Medizin? Wie steht es mit der Identifikation des Geschlechts? Die Schweden benutzen drei Ziffern, die dem Geburtsdatum folgen: *ungerade Ziffer* für »männlich«, *gerade Ziffer* für »weiblich«. Aber andere Länder haben nichts dergleichen. Können Systeme mit solchen Unterschieden kompatibel sein?

Die Tatsache, daß keine fertigen Lösungen vorliegen, hat ihren Grund nicht darin, daß man sich nicht genügend bemüht hätte. Es existieren mehrere Lösungsvorschläge für dieses Problem. Ein System in Schweden geht so vor, daß es eine fehlende *National-Identifikationsnummer* durch ein Kennzeichen ersetzt, das die Datenverarbeitungsanlage aus dem Namen ableitet. Dieses Kennzeichen stellt dann die Grundlage für Suchvorgänge dar und dient z. B. der Identifikation eines Patienten. Während diese Lösung die Patientenidentifikation in einigen Fällen erleichtern kann, verhindert sie wahrscheinlich auch nicht alle Fehler, so daß unter Umständen eine Person eine falsche Behandlung erfährt. Eine weitere Möglichkeit ist eine Identifikationszahl, die sich aus einigen physischen Eigenarten wie Fingerabdrücken herleiten läßt. Die Einwände gegen diese Methode kreisen um die technischen Schwierigkeiten, die damit verbunden sind. Dieses Verfahren würde auch wegen der besonderen

Bedeutung der Fingerabdrücke in der Kriminalistik Widerstände hervorrufen.

Während keine der vorangegangenen Methoden für einen Computer besondere Probleme bietet, könnte jedes Verfahren jedoch sicherlich Probleme in der manuellen Handhabung hervorrufen. Die Schwierigkeiten können sowohl psychologischer Art als auch praktischer Art sein. Für die breite Öffentlichkeit könnte der Gedanke, daß man für das medizinische System nur eine »Nummer« ist, erschreckend sein. Denn es gibt viele, die fordern, daß die Medizin zu einer individuelleren Betrachtungsweise kommen sollte wie vor fünfzig Jahren, als der Hausarzt noch die meisten Krankheiten behandelte. Während dies offenbar heutzutage wegen der besprochenen Masseneffekte unzweckmäßig ist, könnte die Öffentlichkeit sich weigern, sich auf einen »medizinischen Fließbandbetrieb« hinzubewegen.

Um das Bevölkerungsregister Schwedens ständig zu vervollständigen, hat die schwedische Verwaltung auch ein regionales Registrierungssystem ausgearbeitet, das im Einklang mit dem Personalkennzeichen bei der Entwicklung einer kartographischen Aufnahme der gesamten Bevölkerung helfen kann. Ähnlich ist ein Verzeichnis sämtlicher Unternehmen in Entwicklung. Ein Haupthindernis ist hier die Klassifizierung nach den verschiedenen Wirtschaftszweigen und Tätigkeitsgebieten. Im Hinblick auf die künftige Entwicklung richtet sich die schwedische Verwaltung auf eine Datenbank großen Ausmaßes ein. Diese wird wahrscheinlich dann als individuelle Buchführung gelten und aus einer erweiterten Personaldatei mit medizinischen Informationen, Daten über das Beschäftigungsverhältnis, über Steuern, über Ehestand, Einkommen und weiteren Daten bestehen. Dies muß von der *Nationalen Buchführungs-Datenbank* unterschieden werden, die nationale Statistiken und Daten enthält, die sich auf die Wirtschaft beziehen. Es ist ebenfalls interessant, zu erwähnen, daß die schwedische Regierung seit fünfzehn Jahren mit einem System experimentiert, das sich dem jetzigen Entwurf eines individuellen Registers sehr annähert.

B. A. Mitchel von der *Universität* in *Texas* hat folgenden Gedanken geäußert, was in der Zukunft im Hinblick auf ein vernünftiges Personenidentifikationssystem geschehen könnte: Er hatte den Gedanken, jedem Säugling bei der Geburt eine Lösung zu injizieren, die einen (wahrscheinlich binären) Code von bis zu 30 verschiedenen Spurenelementen enthält. Dieser Code entspricht einer »Sozialsicherungsnummer« (*social security number*), wobei die Spuren der Metalle das ganze Leben hindurch im Körper des betreffenden Menschen blieben. Die Codenummer könnte leicht ermittelt werden, indem man das Blut der betreffenden Person massenspektrometrisch untersucht. Solchermaßen würde der chemische Test des Blutes die Identifikation des Patienten ergeben. Die gesamte Untersuchung würde natürlich vom Computer unternommen. Ebenso würde bei einer vorläufigen Diagnoseabschätzung die medizinische Akte im EDV-System automatisch auf den neusten Stand gebracht.

Obgleich unter dem Gesichtswinkel der heutigen Möglichkeiten und Erkenntnisse die erwähnten Gedanken recht unwahrscheinlich klingen, kann man nicht leugnen, daß sich die Zeiten recht schnell ändern.

5.2.3.2. Voraussetzungen für Personenkennzeichen

Jedes System, das das Problem der Patientenidentifikation auf längere Sicht hin lösen soll, muß wenigstens die folgenden Voraussetzungen erfüllen, wenn es den künftigen Erwartungen der Medizin entsprechen soll:

- Es muß für eine eindeutige Identifizierung des Patienten sorgen.
- Es muß so einfach geartet sein, daß es sowohl manuell als auch mit Hilfe des Computers benutzt werden kann.
- Es muß sich weltweit anwenden lassen.
- Es muß selbstprüfend aufgebaut sein.
- Es muß der wachsenden Bevölkerung dieser Erde Rechnung tragen.

Die erste und die zweite Bedingung sind einleuchtend. Eindeutigkeit ist ebenso wie Maschinenverwendbarkeit eine notwendige Voraussetzung. Da die Erdbevölkerung in zunehmenden Maße beweglicher wird, ist außerdem ein weltweites Identifikationssystem erforderlich, um einer möglichen Verwirrung vorzubeugen. Damit das System auch verläßlich ist, muß eine Art von Prüfung hinzugefügt werden, um sowohl sicherzustellen, daß der Patient das richtige Kennzeichen angibt als auch, daß es richtig in das medizinische System eingegeben wird.

Wenn man die skandinavischen Lösungsvorschläge mit diesen Kriterien vergleicht, so sieht man sofort, daß die Anzahl der Ziffern für eine erweiterte Bevölkerung vergrößert werden muß. Eine dementsprechende Zahl würde wenigstens vierzehn Ziffern enthalten und könnte sich etwa wie folgt zusammensetzen:

YY DDD AAAA NNN CC

Dabei stellt YY das Geburtsjahr dar, DDD den Geburtstag in julianischer Form. AAAA würde den Geburtsort und den ursprünglichen Registrationsort wiedergeben. NNN entspräche der Geburtsnummer, oder falls diese nicht bestimmbar ist, einer Registriernummer. CC schließlich würden die zwei Prüfziffern sein, die eine größere Sicherheit gegen Irrtümer bieten sollen.

Eine zweite Alternative besteht darin, die Identifikationsnummer in der Form des heute in fast allen Ländern üblichen Datums aufzubauen und das Herkunftsland zu codieren, anstatt ein auf einzelne Staaten wie Subkontinente aufgebautes Register zu verwenden. Das könnte einige Ziffern einsparen, aber es hat die Unannehmlichkeiten,

- daß man das Datum behalten muß,
- daß die Länge der Indentifikationszahl von der absoluten Bevölkerungsgröße eines bestimmten Landes abhängt.

Eine weitere Alternative der Identifikationsnummer hat folgendes Aussehen:

YY DDD EE XXXXX CC

Wobei YY, DDD die gleiche Bedeutung haben wie oben. EE das Herkunftsland in Abkürzungen bezeichnet (z. B. in einem alphabetischen System wie es für Kraftfahrzeuge verwendet wird), und mit XXXXX genügend Ziffern zur Verfügung stehen, um alle Geburten an einem Tage, selbst in einem Land wie China zu erfassen. Die Ziffern CC dienen der Paritätsprüfung, die nun auch die alphabetischen Zeichen berücksichtigen muß. Das Ergebnis ist wiederum ein vierzehnstelliges Kennzeichen. Weil YY, DDD, EE und XXXXX zum Teil überflüssige Informationen enthalten, kann man die 14 Ziffern zunächst in Binärziffern und dann in hexadezimale Ziffern umwandeln. (Eine hexadezimale Ziffer faßt jeweils vier Binärziffern zu einer Ziffer zusammen). Jahre, Monate, Tage und die Folge innerhalb eines Tages können als Potenzen zur Basis 2 ausgedrückt werden. Die Zahl kann kompakter gemacht werden, indem man die unwesentlichen Ziffern wegläßt. Dies hilft, die Zahl der Ziffern bei Beibehaltung der Eindeutigkeit zu verringern. Wir sprechen offenbar von Zahlen unterschiedlicher Länge. Die positive Seite hierbei ist, daß diese Lösung starke Einwände beseitigt, die gegenüber anderen Systemen bestehen, die sich auf Geburtstage aufbauen, da das Alter des einzelnen hier für viele Menschen offenliegt.

Das Problem, das Personenkennzeichen sofort bei der Geburt zu vergeben, würde sicherlich eines der größten Schwierigkeiten des Systems sein. Man kann den Kindern die Nummer zuweisen, sowie sie geboren sind oder wenn ihre Geburt registriert wird. Der Identifikationsplan würde somit am kritischsten Punkt einsetzen: Millionen von Menschen würden hierbei (weltweit) innerhalb annehmbarer Zeit eine Nummer zugewiesen bekommen. Aber ohne einen übergeordneten Kontrollmechanismus sind die Möglichkeiten groß, doppelte Nummern zu vergeben und ganze Gruppen von Menschen völlig auszulassen. Auch ist es nicht unwahrscheinlich, daß in den ersten Jahren noch andere Fehler vorkommen, nachdem ein solches System eingeführt worden ist. Nach den Schwierigkeiten zu urteilen, die jedes der betrachteten Identifikationsmethoden mit sich bringen wird, scheint es nicht wahrscheinlich, daß irgendein weltweites System in naher Zukunft eingeführt werden kann. Es kann möglich sein, daß jedes Land sein eigenes System aufbaut, was auch nach dem augenblicklichen Stand der Dinge der Fall zu sein scheint. Dies wird wohl am Ende aber zu größeren Schwierigkeiten führen, die ja eigentlich durch die Einführung solcher Identifikationssysteme beseitigt werden sollten. Die amerikanische Wahl der Sozialversicherungsnummer war jedenfalls eher eine übereilte als eine gut durchdachte Lösung.

Somit ist Grundlagenforschung auf dem Gebiete der Zusammensetzung der einzelnen Bevölkerungsgruppen notwendig, um die nötigen Unterlagen für die Einführung eines arbeitsfähigen Identifikationsschemas zu entwickeln. Forschung ist auch im Hinblick auf die einschränkenden Gesichtspunkte notwendig, die ein solches Schema von Natur aus mit sich bringt. Es ist angemessen, den Versuch zu unternehmen, die jetzt verfügbaren Informationen zusammenzufassen und daraus die konkrete Darstellung in Form eines Modells aufzubauen, das von Computern in wirksamer Weise gehandhabt werden kann. Das Ziel dieser Arbeit sollte sein, ein *Bevölkerungsregistrations-Modell* bereitzustellen, das recht schnell die Folgerungen von bestimmten gruppenmäßigen Zusammenfassungen aufzeigt. Dies wird auch die Verarbeitung von persönlichen Informationen ermöglichen, die aus medizinischen Akten stammen. Ferner wird eine relle Grundlage für die medizinische Forschung geschaffen, die es gestattet, von den verfügbaren Forschungsdaten auf bestimmte Situationen zu extrapolieren, die schon empirisch untersucht worden sind.

5.2.4. Datenerfassung über Datenstationen

Die Kommunikation des Menschen mit dem Computer sollte als eine Erweiterung der menschlichen Sinneswahrnehmung angesehen werden, als ein neues Sehen, Hören, Fühlen. Dies wird meistens nicht berücksichtigt. Denn vielfach preßt man die Einheiten der Datenein- und -ausgabe mit Gewalt in ein bestehendes EDV-System. Dadurch entwickeln sie sich letztlich zu Fremdkörpern mit geringer Verläßlichkeit. Bei der Entwicklung von Datenstationen wäre man gut beraten, wenn man das Hauptaugenmerk auf die jeweilige Aufgabenstellung und die Bedürfnisse der Benutzer richtete.
In medizinischen Informationssystemen wird die Maschineneinheit *(Interface)* für die *Mensch-Maschine-Kommunikation* momentan speziell durch zwei Dinge behindert:

- durch die Programmiersprache und die Programmierung insgesamt,
- durch die verwendeten Datenstationen.

5.2.4.1. Aufgabenstellung an die Datenstation

Die Reihenfolge der Operationen in einer Datenstation *(Terminal)* kann man sich in vier grundlegende Blöcke zerlegt denken:

- eine dem System entsprechende Eingabe, einschließlich der Übertragungstechnik
- Übertragung auf einen Datenträger
- das physische Aufbereiten der Information
- die genau abgegrenzte Aufgabe des Benutzers als Nachrichtenvermittler.

Die neuen Horizonte in der Medizin lassen erkennen, daß eine große Nachfrage auf dem Gebiet der Ein/Ausgabeeinheiten beim Computereinsatz in Laboratorien erfolgen wird. Das vordringlichste Problem besteht darin, in Zusammenarbeit mit der Medizin die Aufgabenstellung an eine Datenstation genau zu definieren:

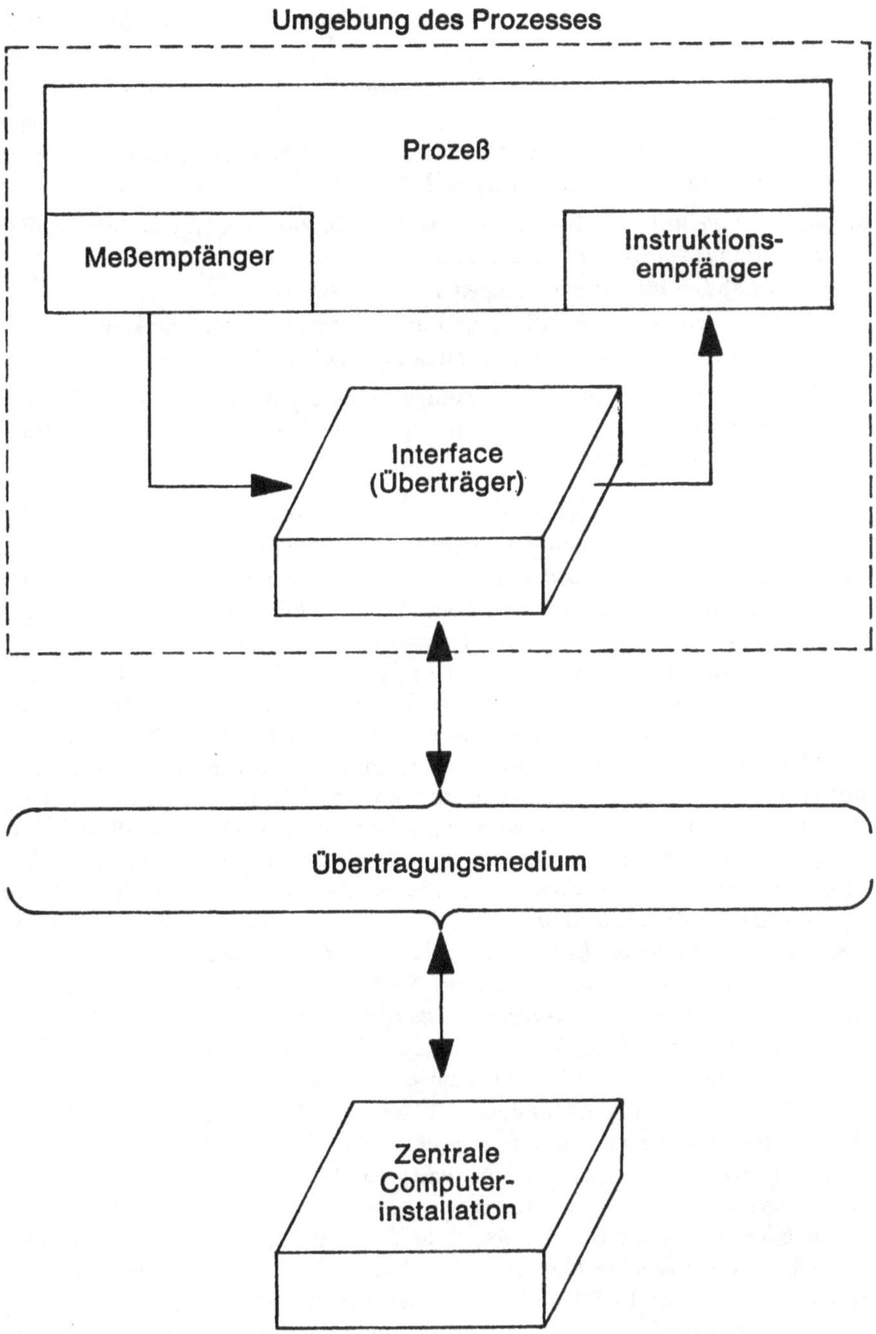

Abb. 14 Datenerfassungsprobleme

1. Für welche Arbeitsebene sollte sie konstruiert sein? Wie narrensicher kann sie gemacht werden?
2. Kann modifizierte, bereits bestehende Hardware benutzt werden, wie etwa die Datenstationen der Luftfahrtgesellschaften?
3. Sollte die medizinische Datenstation ein Allzweckgerät sein, das für folgende Anwendungen eingesetzt werden kann:
   a) für Laboranforderungen und Analysenergebnisse,
   b) für medizinische Behandlung und Eintragungen in Krankenakten,
   c) für die Erfassung und Aufzeichnung allgemeiner Verwaltungsdaten?
4. Wie soll man der Tatsache Rechnung tragen, daß Ingenieure und Ärzte keine gemeinsame Sprache haben und daß ihre gemeinsame berufliche Praxis jetzt erst beginnt?

Um diese Fragen beantworten zu können, sollte man daran denken, daß die Ein/Ausgabegeräte dazu benutzt werden, eine Verbindung herzustellen zwischen einem *On-line-Computer* und dem Prozeß, den er steuern soll. Wegen der großen Unterschiede, die zwischen den verschiedenen Seiten jedes Prozesses bestehen, können Konstruktionsabweichungen fast unbegrenzt sein. Gültige Antworten können nur bei genau definierter Aufgabenstellung gegeben werden. Dieses Argument ist praktischer Art, denn es muß bei der Entwicklung der Geräte genügend Spielraum gelassen werden. Um jedoch die Kosten auf ein Minimum zu reduzieren, ist es wesentlich, daß die Bemühungen der Ingenieure nicht in Konstruktionen allzu komplizierter Geräte ausarten. Das heißt, daß die sehr spezialisierte Entwicklungsarbeit auf ein Mindestmaß reduziert werden sollte. Sich widersprechende Anforderungen und der Mangel an Forschern führen zu Fehlentwicklungen. *Ein großer Teil der Geldmittel, die in der Medizin im Zusammenhang mit dem Computereinsatz ausgegeben werden, sind für recht exotische Dinge ausgegeben worden, anstatt sie dort einzusetzen, wo man mit den heute bereits zur Verfügung stehenden Mitteln die tägliche Routinearbeit der manuellen Datenverarbeitung wesentlich hätte verbessern können.* Forschung ist daher dringend notwendig für die Entwicklung von Datenstationen, die im Krankenhaus einsetzbar sind.

Die Datenstationen der Gesundheitsversorgung sollten eine Zwiesprache mit dem zentralen Informationssystem ermöglichen. Sie sollten den Arzt in die Lage versetzen, mit seiner und des Patienten Identifikation bei der Eingabe zu beginnen. Sie sollten auch für die angeforderten Informationen einen Ausdruck oder die Ausgabe auf einem Bildschirm ermöglichen. Sind heutzutage verfügbare Ein/Ausgabeeinheiten in der Lage, diese grundlegenden Anforderungen zu erfüllen? In Schweden zum Beispiel gibt es genug Datenverarbeitungskapazität in Form von schnellen Computern. Die zur Verfügung stehenden Computer, die in vielen Bereichen verwendet werden können, sind mit passenden Ein/Ausgabegeräten (insbesondere Analog-Digital-Umwandler) ausgerüstet. Diese sind wegen ihrer großen Flexibilität durchaus für medizinische Zwecke geeignet. Ob sie auch wirtschaftlich sind, ist eine andere Frage. *Man muß zwischen Forschungsanwendungen und der medizinischen Routinearbeit unterscheiden!*

5.2.4.2. Probleme der Datenein- und -ausgabe

Um die Antworten auf die Fragen nach den Ein/Ausgabeeinheiten der Reihenfolge nach zu untersuchen, soll mit der Einteilung der verschiedenen Geräte begonnen werden. Die häufig vorkommenden Ein/Ausgabemittel können folgendermaßen eingeteilt werden:

Eingabe	*Ausgabe*
Lochkarten	Lochkarten
Markierungsbelege	Lochstreifen
Markierungslochkarten	Off-line-Drucker
optische Leser für Schriften	Magnetkarten
Magnetkarten	Magnetband
Magnetband	Magnetplatte
Magnetplatten	optische Anzeige
graphische Eingabe	graphische Plotter (Zeichner)
analoge Abtastung	Drucker (mechanisch, elektrostatisch oder mit Elektronenstrahl)
Auswahltasten	
Tastatur	
Wählscheibe	

Die Wahl mag groß genug erscheinen. Das ist aber nicht der Fall, wenn man die angebotenen Möglichkeiten mit den Anforderungen für medizinische Zwecke vergleicht. Sogar klassische Themen wie der Aufbau von Telefonwähleinrichtungen bedürfen der Überdenkung und Neubearbeitung. Die Ausrüstung der Datenverarbeitung ist »berüchtigt« langsam, wenn es um die Anpassung an »ungebräuchliche« Anforderungen und um Aufnahme fremder, ungewohnter Berufssprachen in ihren Bereich geht.

Nahezu alle Computer mit Datenfernverarbeitungszugriff benutzen irgendeine Form von langsamer Schreibmaschinenausrüstung zur Datenein/ausgabe. Jedoch ist dies offenbar nicht die beste Wahl für solche Anwendungen wie das Eingeben ärztlicher Anordnungen, für das Ausgeben von angeforderten Antworten oder langen Laborberichten. Andere Datenfernverarbeitungssysteme verwenden einen Satz von Steuerschaltern, die mit ihren speziellen Stellungen entsprechende Befehle oder Informationen darstellen. Diese Technik ist nützlich, wenn es sich nur um eine kleine Menge von Eingabedaten handelt. Aber es ist ziemlich mühsam, größere Mengen an Befehlen oder Informationen auf diese Weise einzugeben.

Die Unzufriedenheit bei der Datenfernverarbeitung resultiert aus dem Versäumnis, die Problemstellung des Anwenders nicht genau analysiert und definiert zu haben. Dies ist in der Medizin evidenter als sonstwo. Der wahrscheinlich umstrittenste Aspekt bei jedem Einsatz eines Computersystems bei der Krankenversorgung ist das Problem, wer an den Datenstationen die Daten eingeben und wieder abfragen soll. Vier Möglichkeiten sind vorgeschlagen worden: der Arzt, die Schwester (das Krankenpflegepersonal), eine Verwaltungskraft oder eine speziell ausgebildete Person, die nur für diesen Zweck zur Verfügung steht. Für jede Alternative gibt es Vorteile und Nachteile. Für den Arzt wäre eine Datenstation mit einer Bildschirmeinheit recht nützlich und sinnvoll, da er jederzeit und sehr schnell sich über jeden seiner Patienten informieren könnte. Ferner könnte der Computer über Datenstation als ein wichtiges Hilfsmittel dazu dienen, um einzelne Teile der Krankenakten zu sondieren. Wenn der Arzt seine Anordnungen direkt dem Computer eingäbe, wäre überdies eine sofortige Informations-Rückkopplung zum Arzneimittelhandbuch (z. B. Rote Liste) oder zu den Laborhandbüchern gegeben. Dies ermöglicht eine sofortige Überprüfung der formalen Gültigkeit der Anordnungen und versieht so den Arzt mit den neuesten Informationen.

Die zweite Möglichkeit besteht darin, daß die Schwester, die die Hauptarbeit im Zusammenhang mit der Patientenpflege zu bewältigen hat, die Verantwortung für die Dateneingabe und Datenausgabe bei diesem Verfahren übernimmt. Dies würde sicherlich gewisse Vorteile mit sich bringen, da viele der Eingabedaten aus dem Pflegebereich stammen und viele der Ausgabedaten vom Pflegepersonal verwendet werden. Jedoch besteht eine verständliche Abneigung auf seiten der Schwesternschaft, diese Verantwortung zu übernehmen, da ja das Hauptziel darin besteht, alle aktenführenden Tätigkeiten von der Schwester fernzuhalten, damit sie sich intensiver der Versorgung der Patienten widmen kann.

Die dritte Möglichkeit sieht vor, daß die Verwaltungskräfte damit beauftragt werden, auch die Dateneingabe- und Datenausgabetätigkeiten für das Computersystem zu übernehmen. Der Nachteil dieser Lösung besteht darin, daß ein Dialog zwischen einer Verwaltungskraft und dem Computer stattfindet, so daß der direkte Datenweg nicht mehr gegeben ist, was zu Verzögerungen und Fehlern führen kann.

Die vierte Möglichkeit besteht darin, für die Bedienung der Datenstation eine besonders dazu ausgebildete Person einzustellen, deren Hauptverantwortung in dieser Tätigkeit bestünde.

Man könnte annehmen, daß eine Datenstation, die in einem medizinischen Zentrum für das Informationssystem installiert ist, von allen soeben erwähnten Personen benutzt wird. Es wäre absolut denkbar, daß der Arzt bei seiner Visite Zugang zur Datenstation haben möchte, um seine Beobachtungen und Fragen an die Krankenakten oder Patientendateien einzugeben. Es ist ebenso möglich, daß eine Schwester lieber Daten an einer Datenstation eingeben möchte als sie

von Hand aufzuzeichnen, was sie heutzutage noch tut. Das wahrscheinlich wichtigste Kennzeichen einer Datenstation ist, daß sie einfach zu bedienen sein muß. Demgemäß sollten die Verfahren so einfach wie möglich sein.
Der Arzt oder die Schwester könnten so ihre Beobachtungen und andere Daten *on-line* aufzeichnen und ebenso *On-line*-Anfragen an die Patientenakten stellen. Jeder von ihnen kann (theoretisch!) Arzneimittel verschreiben und Laboruntersuchungen anfordern. Sind erst einmal solche verfahrenstechnischen Möglichkeiten gegeben, könnte die Konstruktion des Gesamtsystems so aussehen, daß viele in den Randbezirken aufkommenden Datenverarbeitungsprobleme in das Zentrum verlagert werden, was dann die Frage aufkommen läßt, mit welcher Geschwindigkeit das zentrale EDV-System die Signale, die durch die Bedienung der peripheren Datenstationen entstehen, empfangen kann. Damit ist man wieder bei Systemüberlegungen angelangt.

5.2.4.3. Systemtechnische Überlegungen zur Datenfernverarbeitung

Auch bei der Planung eines medizinischen Zentrums oder eines medizinischen Informationssystems ist der Gesamtaspekt des *Eingabe-Übertragungs-Ausgabe-Problems* aus wirtschaftlicher Sicht notwendigerweise mitzuberücksichtigen. Die Planung eines Teiles der datenerfassenden Ausrüstung ohne Berücksichtigung, wie das übrige System darauf reagiert, kann nur zu Widersprüchen, hohen Kosten und verringerter Leistung führen.
Ein langsames, preiswertes Gerät mag sich als angemessen erweisen für viele Datenaustauschoperationen mit dem Informationssystem, sogar wenn dieses Gerät nur beschränkte Ausgabemöglichkeiten hat. Aber ein langsames Gerät ist alles andere als ideal, wenn große Datenmengen ein- und ausgegeben werden sollen. Auf der anderen Seite sind die Kosten für Hochgeschwindigkeitsgeräte, die über eine längere Übertragungsleitung an eine Datenverarbeitungsanlage angeschlossen sind, ungewöhnlich hoch.
Sensoren (Meßempfänger) stehen im Vordergrund eines *On-line*-Eingabesystems. Die Aufgabe der Analogeingabe ist es, die analogen Signale zu filtern, auszuwählen, zu verstärken und in eine für den Computer annehmbare digitale Form umzuwandeln. Ein *Modul* (Baustein) kann aus analogen Eingabeeinheiten, Eingabeumschaltern (sog. *Multiplexern*), Abtasteinheiten, Pufferverstärkern und schnellen Analog-Digital-Umwandlern bestehen. Meßempfänger, die dazu benutzt werden, Veränderungen im physiologischen Zustand des Menschen zu entdecken, sind zum Teil schon seit langer Zeit im Gebrauch. Auch der Nichtfachmann hat schon solche Meßempfänger in der ärztlichen Praxis gesehen, nämlich als Thermometer, Stethoskop und Blutdruckmesser. Ganz allgemein gibt es zwei Arten von Meßempfängern: *Umwandler* und *Elektroden*.
Meß(um)wandler wandeln eine Energieform in die andere um. In den meisten medizinischen Anwendungsbereichen wandeln sie eine örtliche Verschiebung, wie sie durch eine kleine Bewegung hervorgerufen wird, in elektrische Energie,

also in Spannung und Strom um. Auch das Umgekehrte kann leicht der Fall sein. Hier wird ein Strom zur Reizerzeugung bei neurophysiologischen Experimenten benutzt. Einer der Umwandler, den wir am häufigsten gebrauchen, ist das Telefon. Hier wird der Schalldruck unserer Stimme in elektrische Energie und umgekehrt elektrische Energie in Schall umgewandelt. Einrichtungen, die einen Zustand messen, benutzen im Gegensatz zu den Meßwandlern nicht die Energie des Meßobjektes. Sie arbeiten mit Energie von einer anderen Quelle.

Elektroden messen im allgemeinen den Widerstand, der sich zwischen zwei oder mehreren Elektroden befindet. Die Energie für die Elektroden muß von einer externen Quelle bezogen werden. Der Potentialverlust auf der Strecke zwischen den Elektroden durch das Medium hindurch sowie die Größe des fließenden Stromes bestimmen den Widerstand. Und dieser Widerstand wiederum stellt für den Arzt eine entsprechende Aussage dar. In klinischen Anwendungen wird diese Art von Meßempfänger sehr wenig benutzt. Sie werden gelegentlich für Einrichtungen wie Lügendetektoren benutzt und haben nur wenig Verwendung in der medizinischen Forschung gefunden.

Da Meßempfänger stetig messen und umwandeln, ist die Aufzeichnung ihrer Meßergebnisse recht aufwendig. Abtastvorgänge, die den Meßwert nur in kleinen Zeitabständen erfassen, müssen eingesetzt werden, um die Daten zu reduzieren. Die Länge der Zeitabstände richtet sich nach den jeweiligen Verhältnissen. Aber das System, das hier angewendet wird, sollte es dem Experimentator ermöglichen, die Abtastverfahren leicht zu ändern. Meßwandler wandeln Energie nicht immer in einem linearen Verhältnis um: gleichen Energieänderungen auf der einen Seite entsprechen dann nicht gleiche Energieänderungen auf der anderen Seite. Es entsteht deshalb am Ausgang des Meßempfängers eine Verzerrung der zu messenden Größe. Diese Verzerrung, man nennt sie auch *Nichtlinearität*, kann gemessen und kompensiert werden. Es ist deshalb bei der Verwendung von nicht genau bekannten Meßempfängern notwendig, eine sorgfältige Analyse ihres Verhaltens durchzuführen, damit man später bei ihrem Einsatz nach entsprechender Kompensation möglichst genaue Meßergebnisse erhält.

Durch den Einsatz geeigneter Meßwandler können viele physiologische Funktionen des Körpers gemessen, aufgezeichnet und die Ergebnisse zur Überwachung des Patientenzustandes benutzt werden. Dies ist sehr wertvoll auf Intensivpflegestationen und in anderen Situationen, die eine genaue Überwachung des Patienten erfordern. Führt man solche Messungen während einer Operation durch, und läßt man den Patienten während dieser Zeit von einem Computer überwachen, dann können die sofort verarbeiteten Meßinformationen den Verlauf der Operation oft entscheidend beeinflussen. Jede Maßnahme, die sich auf den Patienten bezieht, wird in ihren Auswirkungen vom Computer sofort zurückgemeldet und beeinflußt ihrerseits wieder die Maßnahmen der Ärzte. Voraussetzung ist allerdings eine an den Computer angeschlossene Datenstation, damit die Computeranmeldungen in schneller und bequemer Weise zur Verfügung steht. An Meßempfänger, die während einer *On-line-Operation* verwendet werden, müssen sehr strenge Verläßlichkeitsanforderungen gestellt werden. Wenn die Computerüberwachung zu einer Routinetechnik wird und nicht mehr lediglich ein Forschungsmittel ist, dann kommt die Stärke des Computers, für große Zuverlässigkeit zu sorgen, erst richtig zum Tragen. Ferner kann der Computer, wie schon öfter erwähnt, dazu benutzt werden, Daten für eine nachfolgende statistische und mathematische Analyse bereitzustellen.

Eine computergesteuerte Eingabeeinheit könnte das angeforderte Signal automatisch auswählen, es in der notwendigen Weise verstärken und eine Analog-Digital-Umwandlung durchführen. Die Auswahl läßt sich mit einem Halbleiterumschalter vornehmen, mit einem Relais, mit mechanischen Kollektoren, mit einer für Gleichspannungen geeigneten Abtasteinheit oder bei Wechselspannungen mit Gleichrichterschaltern. Analoge *On-line*-Eingangssignale würde man auf einen Standardspannungspegel von etwa 10 Volt Vollausschlag bringen, ehe man sie dem Analog-Digital-Umwandler zuführt. Eingangssignale ähnlicher Größe können zusammengefaßt und mit einem Verstärkerumschalter unter Steuerung eines Computerprogrammes einem Pufferverstärker zugeleitet werden. Eine Analogeingabe kann auch *off-line* geschehen, wie das bei Wiederabspielen einer analogen Information geschieht, die ursprünglich auf einem frequenzmoduliertem Magnetband aufgezeichnet wurde. Oder das Eingabesignal kann *on-line* gemessen werden, wobei die von den Meßempfängern abgehenden Signale direkt dem Computer eingegeben werden. Ein mit einem Computer ausgerüstetes Krankenhausinformationssystem wird auch Digital-Analog-Umwandlung benötigen, damit vom Computer ausgehende digitale Steuersignale für die benötigte Rückkopplung und Regelung sorgen können. Auch lassen sich analoge Anzeigegeräte für die Überwachung der Eingabedaten sowie für die Zwischen- und Endkontrollen verwenden.

Da der Computer sich gut dazu eignet, durch stete Überwachung für Zuverlässigkeit zu sorgen, werden in steigendem Maße auch in der Medizin EDV-Anlagen eingesetzt. Die Übertragung von Meßgebersignalen zum Aufzeichnungsgerät oder zu einem Anzeigegerät erfolgt zur Zeit auf grundsätzlich zwei Wegen: über eine Leitung und drahtlos. Die Übertragung, ausgenommen wenn es sich um extrem kurze Strecken handelt (ein bis sechs Meter), erfordert eine Codierung der Signale, um Störungen, die während der Übertragung die Signale beeinflussen, möglichst weitgehend zu eliminieren. Die verbreitetsten Methoden sind *Frequenzmodulation* und *Digitalisierung*. Frequenzmodulation bedeutet, daß die Trägerfrequenz von der Frequenz des Signals verändert wird. Das Ergebnis ist, daß das Signal von den Übertragungsstörungen nur sehr schwer zu beeinflussen ist. Digitalsignale sind abgetastete Digitalwerte eines Analogsignals. Das Analogsignal wird den gegebenen Verhältnissen entsprechend schnell abgetastet und nur diese Werte werden übermittelt. Wenn die Abtasthäufigkeit verglichen mit der Änderungsgeschwindigkeit des Analogsignals groß genug ist, braucht oft keine Information verloren zu gehen. Exakte mathematische Verfahren sind zur Bestimmung dieser Abtasthäufigkeit entwickelt worden.

Die Datenfernübertragung medizinischer Daten kann in Notsituationen von entscheidender Bedeutung sein. Ein kürzlich vorgestelltes Gerät kann zum Beispiel die Verbindung zwischen einem medizinischen Zentrum und bis zu acht fahrbaren Ambulanzen, die 65 Kilometer weit weg sein können, aufrechterhalten. Von den über Funk übertragenen Daten kann das Empfangsgerät des medizinischen Zentrums Aufzeichnungen des Elektrokardiogramms, des Blutdrucks und der Atemfrequenz eines Patienten ermöglichen. Das Elektrokardiogramm wird auf einem Bildschirm wiedergegeben und auch auf einem Papierstreifen aufgezeichnet. Die Daten für Blutdruck und Atemfrequenz werden über Geräte mit Ziffernanzeige ausgegeben und auf Lochstreifen gespeichert. Die Überwachungseinrichtungen in einem Ambulanzwagen sind einfach zu bedienen. Um die Elektrokardiogrammsignale abzunehmen, werden dem Patienten lediglich einige Elektroden angelegt. Für die Erfassung der Atemfrequenz setzt man dem Patienten eine mit einem Thermowiderstand ausgerüstete Maske auf den Mund. Auch die Erfassung des Blutdrucks ist einfach durch Anlegen einer entsprechend ausgerüsteten Armmanschette durchzuführen. Eine Lampe zeigt dem Bedienungspersonal an, ob die Manschette richtig angelegt ist und arbeitet. Die Signale dieser Meßempfänger werden verstärkt und dann dem Codierer zum Übertragen über einen normalen Radio-Telefonie-Kanal übergeben. Sollten mehr als ein Ambulanzwagen auf dem Weg zum Krankenhaus unterwegs sein, dann ist es dem Arzt im Krankenhaus möglich, die Überwachung von einem Wagen zum anderen umzuschalten. Nach jeder Umschaltung beginnt die Datenübertragung mit einem Identifikationscode.

5.2.4.4. Anforderungen an die Datenübertragung

Man kann leicht die Anforderungen zusammenstellen, die an eine Datenübertragung für verschiedene, gleichzeitig ablaufende Experimente gestellt werden müssen. Auch die Bedingungen, die eine entfernt aufgestellte Datenstation für eine mehr praxisorientierte Datenverarbeitung erfüllen muß, sind leicht zu nennen. Beide Probleme können heute schon bewältigt werden. Jedoch wegen der zum Teil sehr spezialisierten Gebiete unterscheiden sich die Lösungsmethoden wesentlich voneinander. Auch die Arten der zwischen den Datenstationen ausgetauschten Nachrichten sind recht unterschiedlich.

Die Nachrichten, die zwischen den verschiedenen Datenstationen und dem Computer ausgetauscht werden, können grob in folgende Kategorien unterteilt werden:

1. zu übertragende Daten
2. direkte Befehle
3. Abfragen eines Zustandes.

Grundsätzlich betrifft das Übertragen von Daten die Übermittlung von Informationen zwischen Speichereinrichtungen und den verschiedenen Systemen und umgekehrt. Von der Einheit am Empfangsende der Datenübertragung wird keine sofortige Tätigkeit irgendwelcher Art verlangt. Ob und wann die Information benutzt wird, hängt vom Empfänger der Daten ab. Der Computer wird die Daten, die er erhält, im Einklang mit seinen gespeicherten Programmen benutzen. Die Datenstation verarbeitet dieselben Daten nach Ermessen des Bedieners, gleichgültig ob dies nun ein Arzt, eine Schwester oder eine Verwaltungskraft ist. Im Unterschied dazu verlangen die direkten Befehle eine sofortige Aktion auf der Seite der empfangenden Einheit. Die übermittelte Information wird zu einem Teil der laufenden Befehle der Empfangseinrichtung und bewirkt somit, daß irgendeine neue Tätigkeit erfolgt. Ein derartiger Befehl kann beispielsweise ein Notsignal an der Datenstation auslösen, oder es kann eine Unterbrechung der Verarbeitung auf der Computerseite bewirken.

Beispiele für diesen automatischen Nachrichtenaustausch zwischen den Einheiten eines Computersystems findet man bei der komplizierten Steuerung, wie sie zur Regelung der Informationsübertragung zwischen den externen und internen Speichereinheiten benutzt wird. Die Ein/Ausgabekanäle und die Kanäle zwischen den internen Speichern sind unabhängig voneinander arbeitende Einrichtungen, die imstande sind, die entsprechenden Befehle von der Zentraleinheit des Computers zu empfangen. Diese Instruktionen ordnen an, daß eine bestimmte Anzahl Wörter zwischen verschiedenen Speicherplätzen innerhalb oder außerhalb des Computers übertragen wird. Sobald eine solche Programminstruktion empfangen worden ist, setzt für die internen Speicherplätze sofort automatisch ein Platzreservierungsschema ein. Erst dann wird der eigentliche Übertragungsbefehl ausgeführt.

Für ein komplexes medizinisches Informationssystem, wo ein großer Teil der ineinander verflochtenen Abläufe zwischen den verschiedenen Datenstationen stattfindet, müssen wirksame Methoden zur Regelung der Prioritäten vorhanden sein, um alle Geräte im logischen Gesamtzusammenhang möglichst gleichzeitig, ohne daß Daten verloren gehen, miteinander arbeiten zu lassen. Nicht nur die Konstrukteure sondern auch die Programmierer benötigen solche Vorrangmethoden, um die notwendige Reihenfolge, in der die verschiedenen Geräte arbeiten sollen, Schritt für Schritt festzulegen.

Rationalisierung bei der Konstruktion wird in zunehmendem Maße die zukünftige Entwicklung in Richtung mathematischer Programmierung zwingen, die in der Lage ist, die Arbeitsweise weitausgedehnter Netzwerke von Datenübertragungseinrichtungen zu optimieren. In solchen Netzwerken wird eine größere Anzahl von peripheren Geräten von einem einzigen zentralen Computersystem gesteuert. Die Frage ist, wie erreicht man am besten eine wirksame Zusammenarbeit der verschiedenen Komponenten. Die Untersuchungen logischer Probleme werden noch mehr Fragen aufwerfen, die die Erforschung verschiedener technologischer Phasen verlangen. Bis jetzt ist nur ein kleiner Anfang gemacht worden.

6. Computer-Software

Ärzte, die sich mit dem Einsatz von Computern in der Medizin beschäftigt haben, wissen, daß das Entwickeln einer computerorientierten Datenerfassung und ihr tatsächliches Implementieren zwei verschiedene Dinge sind. Weil viele medizinische Forschungsprojekte multidisziplinär sind und Ärzte, Mathematiker, Ingenieure, Chemiker und andere Wissenschaftler einbeziehen, muß der Mediziner sein Wissen und seine Fähigkeiten durch ausgebildetes Personal anderer Spezialgebiete bereichern lassen. So sollten alle Mitarbeiter an derartigen Projekten in den allgemeinen Grundlagen der Medizin, der Mathematik und der Ingenieurwissenschaften ausgebildet werden. Der Vorgang, Programme für ein Computersystem zu entwickeln, das auf dem Gebiete der medizinischen Anwendung arbeitet, steckt noch immer in den Anfängen. Dies trifft ganz besonders zu auf die Projekte, die sich mit medizinischen Informationssystemen beschäftigen. Ferner ist noch keine Datenbank da, und die optimale Geräteausrüstung ist ein Gegenstand hitziger Debatten. Gleichzeitig wird ein hoher Grad an Zuverlässigkeit gefordert.

6.1. Programmiersprachen

Es gibt nur wenige explizite Verfahren, um ein optimales medizinisches Programm vorzubereiten. Es gibt sogar nur wenige objektive Kriterien, die angeben, was ein optimales medizinisches Programm ist. Das Erstellen medizinischer Programme erfordert Talente, die auf dem Gebiet der Datenverarbeitung selten sind. Es kann als eine allgemeine Erfahrung bei solchen Projekten angesehen werden, daß ein großes Abweichen vom ursprünglichen Entwurf eingetreten ist, wenn das System endlich implementiert wird. Diese Diskrepanz kann von solch einem Ausmaß sein, daß zur Korrektur eine Neuformulierung der meisten Programme notwendig ist. Das Ergebnis ist, daß sich die Implementation des Systems erheblich verzögert.

Nach *G. O. Barnett* vom *Massachusetts General Hospital, USA,* besteht ein ernsthaftes Problem darin, daß infolge der begrenzten Finanzmittel die Krankenhausverwaltungen nicht in der Lage sind, genügend qualifizierte Programmierer zu bekommen, da ihnen nicht zur Industrie vergleichbare Gehälter gezahlt werden können. Wegen dieses Faktors wird auf dem Gebiet medizinischer Datenverarbeitung kein großer Fortschritt zu erreichen sein, bis höhere Programmsprachen entwickelt sind, die es auch dem relativ ungeübten Programmierer erlauben, annehmbare Programme in kurzer Zeit zu erstellen.

Tab. 4 faßt einige der wesentlichen Punkte der gegenwärtigen Programmiersprachen im Hinblick auf die im letzten Teil erwähnten Gebiete zusammen.

PROGRAMMIERSPRACHEN FÜR DIE VERWENDUNG IN DER MEDIZIN*

	Numerische Anwendungen	Real-Time Systeme	Betrieb von Datenstationen	Textverarbeitung	Dateiverwaltung	Datenverarbeitung im allgemeinen Sinne
FORTRAN	×					
ALGOL	×			×		
COBOL					×	×
PL/I	×			(×)	×	×
SIMSCRIPT	×				×	
JOVIAL	(×)	(×)	(×)	×	×	

* Software für Datensichtgeräte findet man in den meisten Programmiersprachen in Abhängigkeit vom Hersteller und der Ausrüstung implementiert.

Tab. 4 Programmiersprachen

Ein Vorläufer einer einfachen Programmiersprache scheint PL/I (Programming Language I) zu sein. Wie schon an früherer Stelle erwähnt, setzt die Verwendung einer höheren Computersprache einen Übersetzungsvorgang von der *»Quellen-Sprache«*, die dem Problem nahesteht, in die *»Objekt-Sprache«*, die der Maschine verwandt ist, voraus (Abb. 15).

Über Programmiersysteme allgemein sagt *Allan H. Levy* von der *Baylor University (USA)*, daß die Beschränkungen der Computer in der Biologie und der Medizin gegenwärtig auf den Beschränkungen der verfügbaren Programmiersysteme beruhen. Biologen und Mediziner haben sowohl Bedarf an rein numerischer Datenverarbeitung als auch an Textverarbeitung. Um medizinische Informationen zu verarbeiten, müssen die theoretischen Voraussetzungen, die den verschiedenen Programmiersprachen zugrunde liegen, genau untersucht werden. Und erst seit kurzem ist man auf diesem Gebiet zu nennbaren Erfolgen gekommen.

Eine medizinische problemorientierte Sprache könnte durch *Greyware* implementiert (eingeführt) werden. In unserer Definition nimmt *Greyware* den Platz zwischen Hardware und Software ein, und überdeckt den Teil, der in der Wechselwirkung zwischen beiden besteht. *Greyware*, eine Sache der Zukunft, wird gekennzeichnet durch:

- Rückkehr zu *verdrahteten* Befehlen im Gegensatz zu Befehlen, die aus Programmen stammen und
- einem äußerst *modularen Aufbau* mit austauschbaren »Schwarzen Kästen« *(black boxes)*.

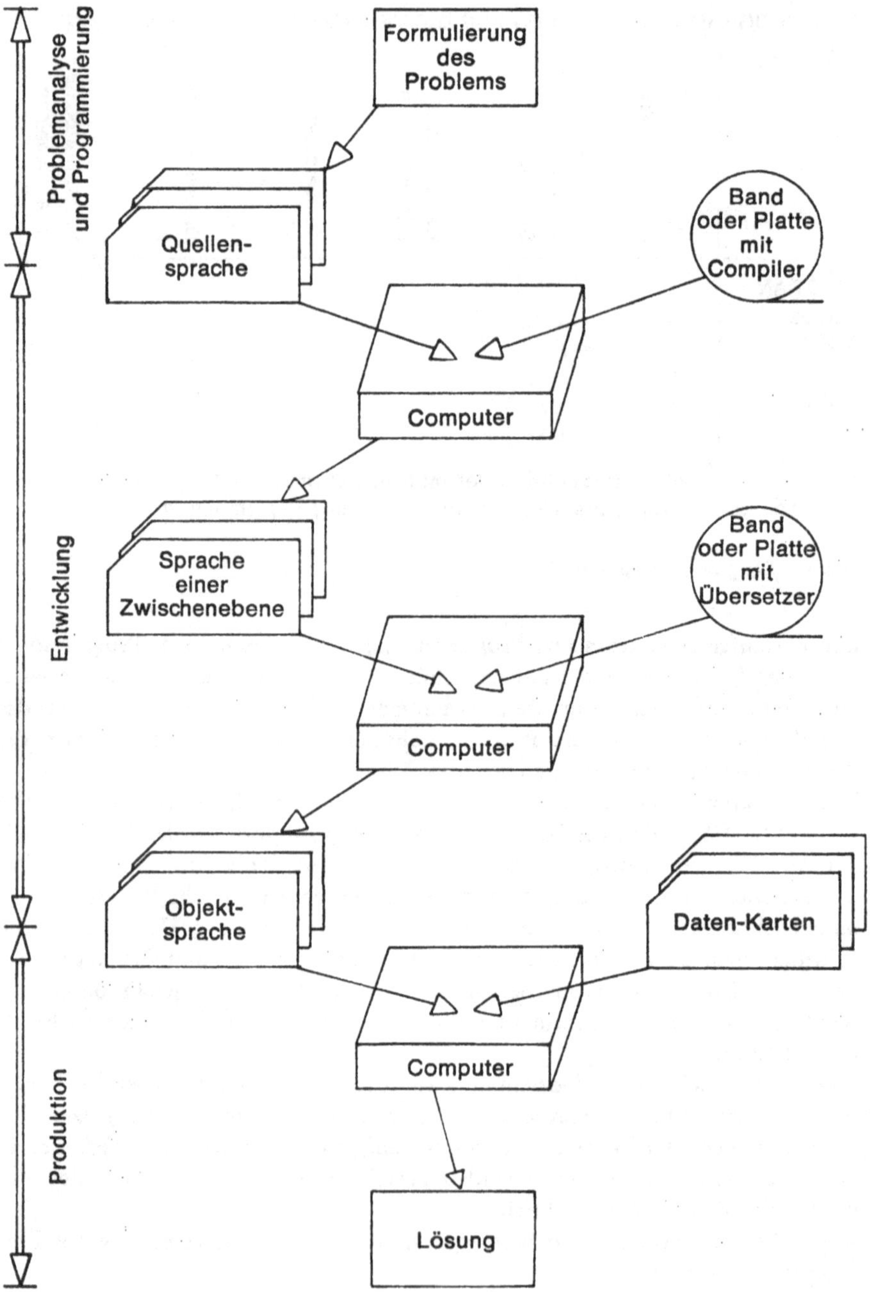

Abb. 15 Quellen-Sprache und Objekt-Sprache im Computer

Bei der Anwendung von Software in medizinischen Bereichen stellen sich folgende Fragen:
Welche Art von Anwendungsprogrammpaket soll entwickelt werden? Sind die Probleme der Informationswiedergewinnung in der Medizin und im Krankenhaus anders als beispielsweise im Bankgewerbe oder bei Lagerhaltungen? Ist alphabetische Information unerläßlich? Sollte Software für spezielle Gebiete der Medizin oder allgemeiner entwickelt werden? Worin liegen mögliche Vor- und Nachteile einer problemorientierten Sprache für die Medizin? Ist es möglich, eine solche Sprache zu entwickeln? Wie sollte sie aussehen?

6.2. Programmunterstützung

Heutzutage wird ein großer Teil der Software vom Computerhersteller mit der Maschine mitgeliefert: Übersetzer *(processor)*, Programmiersprachen, Anwendungsroutinen, Ein/Ausgabeprogramme und ähnliches. Außerdem beschäftigt sich die Softwareentwicklung neuerdings mit heuristischer Programmierung, erkennender Programme, Lösungen mathematischer Probleme und Entscheidungshilfen sowie Speicherorganisationscodes und mit den Beziehungen zwischen Informationsverarbeitung und Kommunikation. Die Liste sieht, was die allgemeinen Begriffe anbetrifft, eindrucksvoll aus. Weniger eindrucksvoll sind hierbei die medizinischen Perspektiven. Da das Feld hier recht breit ist und sich laufend erweitert, stellt es harte Anforderungen an genaue Orientierung und an Leistungsfähigkeit. Und weil die medizinischen EDV-Anwendungen gerade erst beginnen, ist die Auswahl an maßgeschneiderter Software für den medizinischen Mitarbeiter nicht gerade groß. Die Computerhersteller geben gewöhnlich Berge von Literatur und Perspektiven darüber aus, was ihre Programme, die sie für ihre Maschinen bereithalten, alles vermögen. Aber der sorgfältige Beobachter wird bemerken, daß rein medizinische Arbeiten eher die Ausnahme als die Regel in diesen Firmenbroschüren sind.
Wie bei jedem anderen Problem, das von einem Computer bearbeitet werden soll, umfaßt auch ein medizinisches Programm die folgenden grundlegenden Schritte:

- Entwicklung einer genauen und vollständigen Darstellung der einzelnen Funktionen, die implementiert werden sollen.
- Identifikation der peripheren Ausführungsprogrammelemente,
- Aufbau der strukturellen Beziehungen zwischen den Systemelementen: Daten, Programmen, Geräten.
- Vorläufige quantitative Abschätzungen der Fähigkeiten und Anforderungen aller Elemente des Systems.
- Vorbereitung einer genauen Programmspezifikation, die alle Programme genau umreißt. Dieser Vorgang kann natürlich häufig den Prozeß der Geräteauswahl beeinflussen.

Die Analyse für die rechtzeitige medizinische EDV-Anwendung wird in ähnlicher Weise geschehen, wie die Analyse auch anderswo gemacht wird. Aber mit zunehmender Erfahrung wird der Bedarf an komplizierten, medizinisch orientierten Hilfsmitteln, Analysen und neuen Methoden sichtbar werden.
Von der Analyse und dem Programmstandpunkt aus gesehen können neue medizinische Anwendungen allgemein in sieben Kategorien eingeteilt werden:

1. *Numerische Anwendungen*
   wie statistische Analysen, Lösungen für Differentialgleichungen und andere Anwendungen, die numerische Verfahren benutzen
2. *Real-time-Steuerung*
   einschließlich der *On-line*-Überwachung, insbesondere die Patientenüberwachung
3. *Steuerung von Datenstationen*
   und Nachrichtenverteilung
4. *Textverarbeitungssysteme*
   Bearbeitung von Krankenakten einschließlich Speicherung und Wiedergewinnung der Informationen
5. *Dateiverwaltung*
   einschließlich Ein/Ausgabe, Verarbeitung und Wartung
6. *Software für graphische Anzeigen*
   mit besonderer Betonung auf die Randgebiete der Medizin
7. *Konventionelle Datenverarbeitung*
   mit begrenzter Zeichenverarbeitung und numerischen Fähigkeiten, wie sie etwa in einer typischen Gehaltsabrechnung vorkommt

Am Ende der Systemanalyse all dieser Probleme steht die Wahl einer Programmiersprache. Diese Wahl bringt wieder den Streitpunkt hervor, ob es wünschenswert ist, verschiedene Programmiersprachen für die medizinische Anwendung zu verwenden. Ebenso muß wieder die Frage untersucht werden, ob es sinnvoll ist, die existierenden Sprachen zu erweitern oder ob es angebrachter wäre, neue zu entwickeln.
Es ist auch viel über die relativen Erfolge von *benutzerorientierten* Computersprachen gegenüber den niedrigeren Programmiersprachen diskutiert worden. Die benutzerorientierte Sprache ist wirkungsvoller vom Standpunkt des Computerbenutzers her gesehen. Der Benutzer möchte aber eine Sprache haben, die wahrscheinlich problemorientiert ist und die es ihm erlaubt, seine Probleme und Aufgaben in der gleichen Weise anzugehen, wie er es sonst manuell getan hätte. Ganz im Gegenteil dazu wollen und brauchen die Systemprogrammierer Sprachen niedriger Ebene aus Gründen der Effektivität des Endprogramms. Während bestimmte Programmiersprachen wenigstens einige der dringendsten Probleme des Benutzers abdecken, die die heutigen biologischen und medizinischen Systeme stellen, so gibt es dennoch drei große Gebiete, die nicht einmal

durch diese Sprachen berührt werden. Das erste sind *Real-time-Steuerungssysteme*, die jetzt lediglich in Programmen auf Maschinensprachebenen dargestellt werden können. Das zweite Gebiet ist der *Betrieb von Datenstationen*. Wie beim ersten wird auf einer niederen Ebene programmiert, und zwar sehr maschinenabhängig. QTAM *(Queued Telecommunication Access Method)*, eine mit Warteschlangen arbeitende Nachrichtenverarbeitung, ist eine Ausnahme. Es ist ein System mit Makrobefehlen in höherer Ebene, das die Installation und Handhabung eines Nachrichtenverarbeitungssystems innerhalb kurzer Zeit ermöglicht. Mehr Entwicklungsarbeit in dieser Richtung kann man zwar erwarten, aber es wird sicherlich noch beträchtliche Zeit dauern, bis diese Systeme in der Medizin universell einsetzbar sind. Das dritte Gebiet ist wichtiger vom Standpunkt des Arztes oder der Schwester. *Was für eine Sprache soll für Anfragen an das System benutzt werden?* Zwei Lösungswege sind in dieser Hinsicht entwickelt worden, die aber von vielen als unzufriedenstellend angesehen worden sind. Es gibt GIS *(General Information System)* und das *»System zur Datenwiedergewinnung mittels natürlicher Sprache«*. GIS ist eine recht einfache Sprache, die Anfragen an eine bestimmte Datei und begrenzte Dateiverwaltung von einer Datenstation aus zuläßt. Sie ist durch ihre leichte Erlernbarkeit gekennzeichnet. Ein weiteres System dieser Art wurde zur Literaturwiederauffindung in der chirurgischen Anatomie entwickelt. Es erlaubt Speicherung und Wiederauffindung von Informationen mit den Begriffen einer Sprache, die Personen geläufig ist, die nur an diesen Informationen interessiert sind. Somit ist das Hauptmerkmal dieses Systems, daß es nicht notwendig ist, Informationen zu codieren, die man dem Computer eingeben will. Umgekehrt erfordert die Computer-Ausgabe keine Decodierung. Ein anderes Programmiersystem verdient viel größere Aufmerksamkeit. Es war bereits von LITE die Rede. Seine Stärken liegen im Suchen und Wiederauffinden. Es arbeitet auf Grund der Information, die in zwei Dateien enthalten ist: in der Textdatei und im Sachwortverzeichnis. Wie schon erläutert, erfordert der Aufbau und die Wartung dieser Dateien den größten Aufwand. Jedoch sollte der Leser sich daran erinnern, daß LITE insbesondere dazu bestimmt ist, Informationen juristischer und nicht medizinischer Art zu handhaben.

Es wird nützlich sein, für eine Klassifikation der Programmiersprachen zu sorgen. Die heutigen Programmiersprachen werden gewöhnlich in drei Kategorien eingeteilt:

- Maschinenebene
- Assemblerebene
- Sprachen, die zur Gruppe der Compiler gehören

Sprachen auf Maschinenebene sind jene, die von der Hardware des Computers allein ohne Interpretation durch einen Assembler ausgeführt werden können. Sprachen auf der Assemblerebene werden dadurch charakterisiert, daß sie zwar im Format der Maschinenkonstruktion bleiben, aber mnemotechnische Abkürzungen darstellen. Assemblersprachen können Makrobefehlstruktur haben.

Compiler sind durch ihre Unabhängigkeit vom Maschinenformat gekennzeichnet. Hierzu gehören FORTRAN, LISP, PL/I und alle problemorientierten Sprachen.
Die Möglichkeiten der Programmierung sind nur durch die Fähigkeit des Programmierers begrenzt. Es bleibt prinzipiell gleich, ob man in einer Sprache niedrigerer oder höherer Ebene programmiert. Man kann jedoch sagen, daß man die Hardwaremöglichkeiten eines Computers mit der Maschinensprache besser ausnutzt. Dennoch zahlt es sich aus, sich daran zu erinnern, daß diese Maschinensprache, Vorteile und Nachteile hat. Letztere sind:

- sie ist gewöhnlich schwieriger zu programmieren
- sie wird meist nicht von einem anderen Computer verstanden, was beim Austausch von Computern Probleme mit sich bringt
- der Programmierer benötigt gewöhnlich mehr Zeit als er bei der Verwendung einer höheren Programmiersprache benötigt hätte
- es bedarf qualifizierter Programmierer und ihres rationellen Einsatzes
- es ist gewöhnlich nicht möglich, Programme zwischen verschiedenen medizinischen Installationen aufzuteilen

Die positive Seite der Maschinensprachen ist, daß sie viele Probleme bewältigen, die mit höheren Sprachen nicht erledigt werden können.
Im allgemeinen sind die EDV-Anwender in der Medizin mit der zur Verfügung stehenden Software nicht zufrieden. Es gibt für diese Unzufriedenheit viele Gründe, aber man fühlt, daß die Bemühungen um die Software mit der Hardwareentwicklung nicht Schritt halten. Viel Arbeit muß noch auf den Gebieten der Nachrichtenübertragung, der *Real-time*-Steuerung, der Benutzersprachen und der Dateiverwaltung getan werden, um die Programmierkosten für den medizinischen Benutzer auf ein vernünftiges Maß zu bringen.

Literaturhinweis

Dworatschek, S.:
Einführung in die Datenverarbeitung, 3. Aufl., Berlin 1970.

Fritzgerald, L. T. und C. M. Williams:
Modified Program for Computer Diagnosis of Thyroid Diseases. In: Radiology, No. 82, Febr. 1964, S. 334 ff.

Gall, M. W.:
Computer verändern die Medizin. Stuttgart 1969 (mit ausführlichem Literaturverzeichnis).

Walter, W. G. und Mitarbeiter:
Contingent Negative Variation and Evoked Responses Recorded by Radio-Telemetry in Free-Ranging Subjects, Amsterdam.

Lodvick, G. S. und Mitarbeiter:
Computer Diagnosis of Primary Bone Tumors. In: Radiology, No. 80, Febr. 1963, S. 273 ff.

Nachlas, M. M., D. I. Miller, and M. P. Siedbach:
Continous Monitoring of Patients with Acute Myocardial Infraction. In: The Journal of the American Medical Association, Vol. 198, No. 1, Oct. 3, 1966, S. 123 f.

Payne, L. C.:
An Introduction to Medical Automation. 1966.

Pirtkien, R.:
Computereinsatz in der Medizin. Stuttgart 1971 (mit ausführlichem Literaturverzeichnis).

Warner, H. R. und Mitarbeiter:
Experience with Bayes' Theorem for Computer Diagnosis of Congenital Disease. In: Ann. N. Y. Acad. Sci. No. 115, 1964, S. 558 ff.

Sachverzeichnis

FSC
www.fsc.org
MIX
Papier | Fördert
gute Waldnutzung
FSC® C083411

Zeitfracht Medien GmbH
Ferdinand-Jühlke-Straße 7
99095 Erfurt, Deutschland
produktsicherheit@kolibri360.de